구강건강교육
현장 이야기

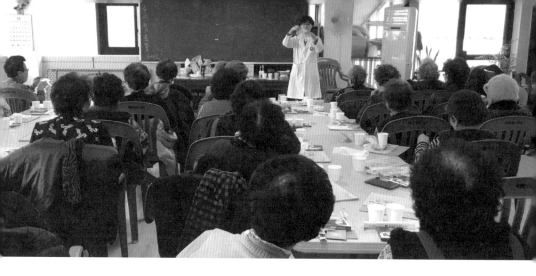

구강건강교육 현장 이야기

구강관리가 어려운 장애인과 노인의 사례를 중심으로

정민숙 지음 | 이선규 그림

좋은땅

목차

들어가는 말 치과위생사로 세상을 살아가는 힘 6

1 │ 부드럽지만 열리지 않는 입술

입안을 안 보여 주는 사람들 17

알 수 없는 공간의 냄새 28

공기청정기 램프 색깔의 변화 49

2 │ 잠긴 입안을 열기 위한 마사지

'정민숙구강내외마사지법' 고안 배경 79

'정민숙구강내외마사지법' 연구 87

'정민숙구강내외마사지법' 정리 96

3 │ 두려움 불안 공포를 이겨야 벌릴 수 있는 입

올린 두 손과 바닥에 닿지 않는 어깨 125

날 괴롭히지 말아요 140

4 | 열린 입안 세상

형광으로 보는 치면세균막 157

이만 닦아도 잇몸출혈 177

칫솔만 넣어도 토할 것 같아요 204

한 번에 너무 오래 닦아요 213

틀니도 내 이처럼 관리해요 221

5 | 어떻게 먹고 있을까?

씹기 연습 237

치아에 붙은 치석 250

씹기 어려운 사람들 256

6 | 유연한 근육이 주는 선물

얼굴에서 사라지는 상처 277

맺음말 혼자 오래 살아가야 하는 시대 286

참고문헌 296

치과위생사로
세상을 살아가는 힘

'우리는 구강건강교육 활동을 통하여 무엇을 달성해야 하는 걸까? 즉, 무엇이 목표이어야 하는가?'라는 근본적인 질문에 대하여 나는 아직 뚜렷한 답을 가지고 있지 않으나, 십수 년 전에 읽은 미국의 저명한 경영학자의 말씀을 잊지 않고 있다.

"(비영리 조직의) 제품이 있다면 그것은 변화된 한 인간이다. 비영리 단체란 사람을 바뀌게 하는 전문 직업 단체인 셈이다. 그들의 제품이란 병이 완치된 환자, 교육받은 아이, 훌륭한 성인으로 자란 청소년, 한 마디로 변화된 인간 모두라고 말할 수 있다."[1](비영리 단체=비영리 조직=비영리 활동이라고, 제품을 활동의 결과라고 읽어도 큰 오독은 없다고 생각한다.) 구강건강교육도 비영리 활동의 범주에 속한다고 생각해 왔다.

---

1) 피터 드러커(1995), 《비영리 단체의 경영》, 현영하 옮김, 한국경제신문 한경BP, p.15.

구강건강교육 현장 이야기

이 말씀이 맞다면, 구강건강교육의 목표는 '구강'과 '변화된(할) 인간'을 중심으로 생각할 수밖에 없는 것이고, 나 또는 우리의 노력으로 내 전문 분야에서 사람들이 바람직한 방향으로 변화하고 있으면, 나 또는 우리의 크고 작은 목표를 여기저기서 '달성하고 있는 중'이다. '목표를 달성했다'가 아니다. 삶이란 목숨이 끊어질 때까지 이어지는 이러저러한 과정의 연속이고, 사람은 몸도 마음도 계속 변하니까. 그리고 이것이 대상을 보는 관점에서 교육과 치료의 차이라고 생각한다.

사람을 바꿔야 하니 습관이 중요하고, 습관을 바꿔야 하니 실습교육이 중요하고, 실습교육을 제대로 해야 하니 교육받는 사람들의 구강 상태에 대한 구체적인 파악이 중요한 것 아닌가?

'사람을 바꾼다'라는 화두는 그간 나에게 수많은 번뇌를 던져 주었고, 아직도 뚜렷한 해결책을 찾지 못하고 좌충우돌하는 고민거리들이 많다. 그중 가장 골치 아팠던 것에 대하여 사설을 풀자면,

많은 경우 구강건강교육에는 세 당사자가 있다.
교육을 하는 나 또는 우리, 즉 교육자,
교육을 받는 피교육자, 편의상 '청중'이라 부르겠다.
평소 청중을 관리하고, 교육을 의뢰하고 평가하며, 적잖은 경우 교육의 대가를 지불하는 자, 편의상 '후원자'라고 부르겠다.

교육이란 것이 교육자와 청중 간의 의미 있는 대화와 상호 작용의 과정이어야 하는데, 교육자는 교육 전에 (대부분 구강과 관련하여 비전문가인) 후원자 눈을 통해서 본 청중들의 구강 상태(즉, 불완전한 정보)를 파악하고, 후원자가 제공하고픈 범위까지만 필요 물품을 제공받는다.

어느 경우는 처음부터 후원자가 교육 목표나 방법도 정해 준다. 어느 경우는 교육을 주관하는 조직이 교육 내용과 방식을 일률적으로 매뉴얼로 만들어 찍어 누른다. 나 또는 우리의 교육은 후원자가 평가하고, 그들이 이후에 교육을 더 진행할지 말지를 결정하는 경우가 많다.

나 또는 우리의 교육은 '청중의 변화'에 집중해야 할 것인가? '후원자의 만족'에 집중해야 할 것인가? 당연히 중용의 미덕이나 시간의 예술이 필요하지만, 둘 중 하나를 선택해야 하는 난감한 상황이라면?

그간의 구강건강교육 경험으로는 길게 봐서 '후원자의 만족'보다는 '청중의 변화'에 집중할 때 성공 체험이 많다. 환상적인 상황은 동일한 청중들에게 그들에게 꼭 필요한 내용(두 번째부터는 교육자가 대충 파악한다.)을 계속 교육하면서, 그들의 변화를 청중 자신과 후원자가 인식하고 감동하는 것이다. 그 변화는 시간을 두고 계속 이어지는 교육의 연속에서 이뤄지지, 한 번의 이벤트로 달성되는 것은 아니라고 생각한다.

그러면 후원자들이 가지고 있는 관객이나 교육자에 대한 고정관념이 바뀌는 경우가 많다. 후원자는 교육자를 단지 한 번 보고 스쳐 가는 자가 아니라, 관객들(후원자에게는 관리의 대상이고, 그들의 삶의 질 향상이 후원자의 목표이다.)을 변화시키고, 그 변화를 관리하고 조언하는 자라고 생각하고 의논하기 시작한다.

물론 세상은 언제나 낭만적이거나 인도주의적으로만 흘러가지 않는다. 세상은 곧잘 배신도 한다.

우리가 무슨 자격으로 청중의 변화에 (무한) 책임을 지는가? 교육 자리를 마련해 준 교육 주최 측이나 후원자들에게 충실한 것까지가 나의 의무(즉, 시키는 것이나 잘하자!)라고 생각하는 사람들을 본다. 그런 생각의 교육자 심성과, 좀 거칠게 표현하자면, 장터 한구석의 곡마단 천막 안에서, 큰 관심은 없지만 공짜라서 참석한 심드렁한 관객 앞에 선 차력사의 심성이 과연 얼마나 다를까?

훌륭한 차력을 보여 관객들로부터 박수를 받고 '안녕!'하면 보람찬 하루가 끝난다. 얼마나 감동적인 차력을 보여 주냐가 '내가 탁월하다'

의 기준이 된다. 그래서 점점 머릿속에 '관객'이란 단어가 빠져나가면, 그만큼 들어차는 것은 교육을 통해 늘어나는 내 통장에 찍힌 숫자나 나 개인 또는 내 집단의 명성이 되기 십상이다.

미국의 어느 정치철학자께서 말씀하셨다. "시장이 지닌 매력 중 하나는 스스로 만족하는 선택에 판단을 내리지 않는다는 것이다. … 시장은 훌륭한 선택과 저급한 선택을 구별하지 않는다."[2] 두 번째 문장에 있는 '시장'이란 단어 대신에 '내 통장에 찍힌 숫자나 나 개인 또는 내 집단의 명성'을 대입하면? 끔찍하다.

물론 관객의 변화를 중심에 놓는다고 절대로 성자처럼 살지는 않지만, 본인과 본인 활동에 대한 반성이나 성찰의 기회를 세상이 가끔씩 선물로 주는 것만은 확실하다. 정신 건강에 탁월한 효능이 있다.

이 책은 가급적 현장의 사례를 중심으로 내가 밟아 온 발자국에 관한 '이야기'를 될 수 있으면 감성을 배제하고 작성한 것이다. 한마디로 교과서나 교재도 아닌 주제에 읽는 재미도 없다. 공인된 방법과 기술을 배우고 싶은 분들은 치위생학 교과서를 사서 뒤지기 바란다.

---

2) 마이클 샌델(2012), 《돈으로 살 수 없는 것들》, 안기순 옮김, ㈜미래엔, p.33.

구강건강교육 현장 이야기

사람들은 언제나 발자국을 남긴다. 아주 큰 발자국, 작은 발자국, 뚜렷한 발자국, 희미한 발자국, 권위자라는 분의 발자국, 이제 걸음마를 막 뗀 새내기의 발자국 등. 다들 한 걸음 한 걸음 내딛기 위해 수많은 근육과 관절을 움직여 최선을 다한 노력의 흔적이라는 점에서 모든 발자국은 평등하다.

가끔 상상한다. 내가 속한 분야뿐 아니라 다른 분야에서도, 나와 다르지 않은 길을 걷고 계시는 많은 선생님들과 감성이란 육즙이 뚝뚝 떨어지는 각자의 '발자국 이야기'로 밤새 수다 떠는 모습. 이것이 민주주의와 통섭의 장이 아닐까?

그래야 50대 중반의 나이가 되어도 소심해 빠진 나도 청중이나 후원자들과 만났을 때, '당신들에겐 내 모습밖에 보이지 않겠지만, 내 뒤엔 나를 지지하고 도와주는 선생님들이 이렇게 많아!'라는 배짱을 가질 수 있지 않을까?

그리고 수다 떠는 가운데서, 어두운 밤 낯선 곳에 떨어져도 요모조모 살펴 길을 만들어 갈 수 있는 능력(이것이 21세기 지구별에 서식하는 호모사피엔스란 종에게 가장 필요하지만, 가장 결핍되고 돈으로 사기도 힘든 비타민인, '감수성'과 '통찰력', 그리고 이 둘의 화학적 결합인 '창의력' 아닌가?)을 서로 키워 줄 수 있을 텐데….

이러한 활동을 하느라 가족에게 많이 소홀했는데, 어느새 아들 인규와 딸 선규 모두 성인이 되어 자신의 길을 걸어가고 있어 고맙고 기특하다. 컴맹인 엄마의 작업을 도와주느라 많은 그림을 그려 준 딸 선규야! 정말 큰 힘이 되었다.

구강건강교육에 전념하도록 정신적으로 경제적으로 최고의 후원자가 되어 주는 남편에게도 깊은 감사를 보낸다. 치과위생사라는 직업에 찬사를 보내고, 언제나 지지와 응원을 아끼지 않아 한 번도 걸음을 멈추지 않고 올 수 있었다.

어떤 상황에서도 부족한 나를 신뢰하여 교육을 의뢰하고 함께 현장에서 주민의 건강을 위해 애쓰는 많은 공공의료기관 소속 치과위생사 선생님들. 그중 한 분 덕분에 지역요양보호시설에 계신 많은 노인들이 이 교육의 혜택을 받았고, 교육자로선 변화의 깊이를 경험했다.

이 어려운 길을 함께 하고 있는 여러 선후배님들이 있어 마음이 든든하다.

지역 주민들 중 형편이 어려운 분들을 위한 구강건강교육의 장을 마련하여 주신 강원의료복지사회적협동조합 밝음의원 방문의료팀에게도 감사드린다.

대구사람장애인자립생활센터 이연희, 정주리, 안수빈 등 사회복지사 선생님들과 다른 지역의 김지애, 김연호, 김선화 등 사회복지사 선생님들께도 감사드린다.

원서를 번역해 주면서 정보의 폭을 넓혀 주는 큰언니 정노숙 씨와 언제나 흔쾌하게 입을 벌려 경험을 할 수 있도록 도와준 형제자매들과 어머니께도 깊은 감사를 드린다. 또한 건강관리를 잘하시면서, 살고 있는 집에서 노후를 보내고 계신 시부모님께도 감사를 드린다. 덕분에 이웃들을 위한 활동에 에너지를 더 쏟을 수 있었다.

이 책이 부디 치과위생사 선후배들과, 장애인들, 그 가족들과 활동지원사, 노인들, 특히 치매 노인을 돌보는 종사자들에게 작은 도움이라도 되길 바란다.

2021년
코로나19로 어지러운 세상에서 정민숙

1

부드럽지만
열리지 않는
입술

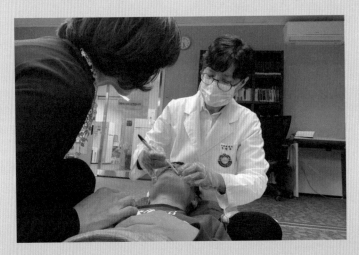

2019 장애인 집체교육 후 이 닦기 실습 개별교육 중.

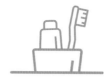

입안을 안 보여 주는 사람들

2004년부터 임상이 아닌 장소에서 많은 사람들을 대상으로 구강 건강교육을 진행해 오고 있다. 주로 다른 사람들이 관심을 두지 않는 그늘진 곳들과 인연을 맺어 왔다.

치과계 종사자들이 아닌 사람들과의 만남. 보건소 일선 현장에서 주민들을 위해 애쓰며 노력하는 헌신적인 공무원 선생님들과의 만남. 시설 거주 노인들, 요양보호사들, 간호사, 간호조무사, 사회복지사들과의 만남. 장애인구강진료센터 담당자들과의 만남. 이 모든 만남의 기본자세는 '고통 감소로 삶의 질 향상'이었기 때문에 철저하게 '교육을 받는 사람 입장에서 생각함'이었다.

모든 교육은 현장 상황을 자세하게 파악하면서, 집체교육과 개별교육을 동시에 진행하였다. 법적으로 마련된 치과촉탁의 제도나, 장기요양보호법에 의거한 치과의사와 치과위생사의 왕진은 제공하지 않는 지역에서의 활동이다.

32년 차 치과위생사이자, 보건교육사 2급인 독립구강건강교육자로서, 국민구강건강을 위해 어떤 교육 현장도 마다하지 않았고, 어느 상황에도 구애받음 없이 교육한 경험에 대한 이야기들이다. 그중 노인과 장애인들 입안 이야기를 중심으로 풀어 보련다.

2021년 코로나19가 계속 유행 중이라, 마스크를 벗어야 할 수 있는 실습(타액이 튀는 실습 등)은 다들 상상하기가 힘들었다. 그래서 제일 먼저 사라진 사업이 구강 관련 대면 지역 사회 사업이다. 이러한 지금의 현실에서 이 책은 귀중한 현장 구강건강교육 이야기라고 생각한다. 그림들은 교육 현장에서 형편껏 찍어 화질이 좋지는 않으나, 교육 전과 후의 변화된 모습은 볼 수 있으니, 너그러운 양해 부탁드린다.

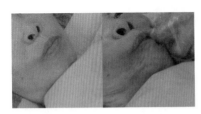

그림 1-1 / 그림 1-2 2016. 5. 요양시설에서 지내는 치매 노인. 꼭 다문 입술. 입술 끝으로 검지 집어넣기.

그림 1-1 노인은, 요양보호사가 구강위생관리할 때 볼과 입술 쪽은 닦고 있는데, 입천장과 혀가 있는 치면 부분은 닦을 수 없다고 했다. 깨물까 봐 무서워서 시도할 수 없었단다. 또 노인 옆에 있으면 항

구강건강교육 현장 이야기

상 냄새가 나고, 본인은 두통이 생긴다며, 돌봄을 얼른 해 드린 후 빨리 그 자리를 벗어나고 싶은 생각이 든다고 했다.

노인은 누워서 생활하고 있으며, 치매가 심하고 스스로 할 수 있는 행동이 많지 않았다. 요양보호사는 자신이 할 수 있는 최선으로 구강을 관리하고 있었지만, 혀가 있는 치면 부분은 어떤 상태인지 들여다볼 수도 없었다.

노인은 눈을 부릅뜨고 눈도 깜박이지 않으면서 나를 보았다. 이런 상황에서는 볼과 입술 근육을 부드럽게 풀어 주는 마사지를 해서 입술이 벌어지도록 하고, 볼도 젖혀 시야를 확보해야 한다. 이럴 때 하는 근육 마사지가 '정민숙구강내외마사지법'[3]이다.

'정민숙구강내외마사지법'은 구강 외부 근육과 구강 내부 근육을 동시에 마사지할 수 있다.

---

3) '정민숙구강내외마사지법'은 "제2장 잠긴 입안을 열기 위한 마사지"에서 자세히 기술하겠다. 관련 동영상을 다운로드할 수 있는 url은 제2장의 "정민숙구강내외마사지법 고안 배경" 시작 페이지 하단의 각주를 참조하시기 바람.
또한 유튜브에서 "2020 노인구강보건교육 자료"를 검색 후 "2020 노인구강보건교육 자료 – 구강내외마사지"를 선택하면 동영상 시청이 가능하다. https://www.youtube.com/watch?v=9vcu5sNuEuk

현장에서 교육할 때, 입을 꽉 다물고 있는 노인과 장애인들에게 구외 마사지와 구내 마사지 방법을 모두 동원해도 마사지 효과가 나오지 않아(근육 강직과 과도한 긴장 상태의 근육은 바로 유연해지지 않음), 입안에 칫솔은커녕 손가락조차 집어넣을 수 없는 경우가 많았다.

그래서 만들어 낸 방법인데, 아주 간단하지만, 구강 근육들이 순식간에 유연해지는 좋은 효과가 있다. 공식적으로 내 이름을 붙여 방법 명칭을 만들었다.

그림 1-1을 보면 입술을 너무 꼭 다물고 있다. 이럴 때는 입술 끝부분에 검지를 두 마디 정도 집어넣어 입안 위 볼 쪽 부분에 위치시킨 다음, 얼굴 외부에 있는 엄지로 볼을 잡아서 부드럽게 위에서 아래 방향, 뒤에서 앞 방향으로 반 동그라미를 그리며 3회 잡아당긴다.

이때 엄지와 검지는 안과 밖에서 모두 큰 어금니 옆에 위치하는데, 이렇게 하면 타액 분비가 촉진되어 볼이 유연해지면서 점막이 촉촉해진다. 반대편도 같은 방식으로 한 후 양손으로 위아래를 순서대로 마사지하면 딱딱하던 입술과 볼이 부드러워진다.

2016년 5월에 요양보호사에게 '정민숙구강내외마사지법'을 알려 준 후 제대로 할 수 있도록 지켜보았으며, 9월에 다시 방문하기로 했

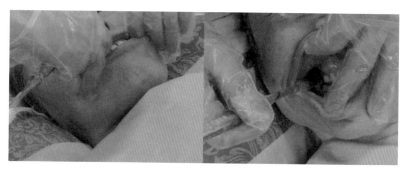

그림 1-3 / 그림 1-4 '정민숙구강내외마사지법'으로 위아래 마사지하고 나니,
볼과 입술이 유연해졌다. 치아 제일 뒤쪽까지 시야에 들어온다.

다. 9월까지 구강위생관리를 평소처럼 하되, 마사지만 더 추가하도록
요청했다.

2016년 9월에 다시 방문하니, 동일한 요양보호사가 노인을 계속 돌
보고 있었다.

이번에는 내가 직접 입안을 닦기 위해, 입을 벌린 상태로 유지하도
록 나무젓가락을 물렸다. 나무젓가락은 세 개를 모아 끝부분을 고무
밴드로 묶고, 앞부분은 거즈로 두른 다음 올이 풀리지 않도록 테이프
로 붙였다. 테이프 부분은 입술에 닿지 않도록 했다.

노인은 여전히 눈을 부릅뜨고 봤지만, 5월보다는 눈빛이 부드러웠
다. 하지만 치아를 자꾸 앙다무니, 요양보호사가 입안을 닦아 주기는

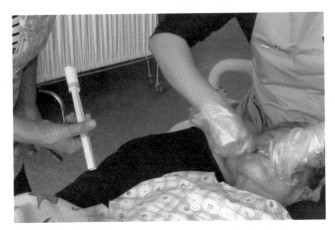

그림 1-5 '정민숙구강내외마사지법'을 시행하는 동안
요양보호사가 나무젓가락을 들고 있다.

커녕 여전히 시도조차 할 수 없었다. 그래도 4개월 동안 '정민숙구강
내외마사지법'을 꾸준히 시행한 결과 입술과 볼은 많이 유연해졌다.
입술을 꽉 다물어도 볼 쪽 입안에 손가락을 넣어 마사지하기에는 어
려움이 없었다.

위아래 구강 내외 근육을 동시에 마사지한 후, 치아를 다물고 있는
상태에서 볼과 입술 쪽 치면을 와타나베 방법(전문가 칫솔질, 두줄모
칫솔로 치아 사이에 사선으로 이쑤시개처럼 칫솔을 집어넣었다 빼면
서 닦는 방법)으로 닦았다. 치과위생사가 할 수 있는 전문적인 방법
인데, 음식물 찌꺼기 및 치간 치태의 제거와 잇몸출혈 시 잇몸 회복에
좋다.

노인이 치과를 방문할 수 없고, 그 지역에서 치과의사와 치과위생사의 방문 진료가 불가하니, 결국은 구강건강교육을 받고, 올바른 구강위생관리에 최선을 다하는 수밖에 없다.

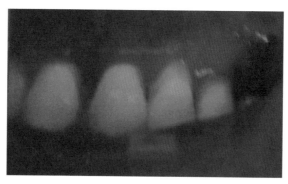

그림 1-6 칫솔로 아무리 잘 닦아 내도, 치석을 제거하지 않고는 구강건강을 해치는 근본적인 원인이 사라지지 않는다. '큐스캔'으로 확인해 보니, 잇몸 경계 부위를 따라 오래된 치태와 치석이 형광색으로 실처럼 띠를 두른 듯이 보인다.

치과위생사의 전문가 칫솔질은 두줄모 칫솔을 이쑤시개처럼 치아 사이에 집어넣었다 빼는 방식으로 진행한다. 한 줄은 치아 사이로 들어가고, 한 줄은 치아 면을 치마처럼 펼치며 닦아 주는데, 치아와 잇몸 경계 부위를 눌러 주며 닦는 방식이다. 요양보호사는 치과위생사처럼 전문적으로 할 순 없지만, 비슷하게 따라 하기만 해도 좋은 효과를 볼 수 있다.

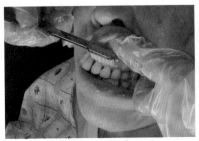
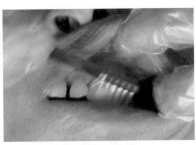

그림 1-7-1 전문가 칫솔질.   그림 1-7-2 전문가 칫솔질.

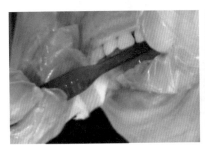
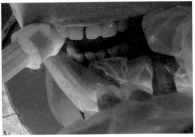

그림 1-7-3 나무젓가락 물리고 안쪽 닦기.   그림 1-7-4 나무젓가락 물리고 안쪽 닦기.

노인이 살짝 치아를 벌렸을 때 나무젓가락을 집어넣어 물렸다. 치아가 벌어지자 심한 구취가 났다. 입안은 자세히 들여다볼 수 없었고, 노인이 손을 올리지 못하게 강제로 압박한 상태에서 이를 닦느라 이 닦기를 길게 할 수도 없었다.

이 한 번 닦아 준다고 큰 도움이 될 수는 없지만, 그래도 최선을 다해서 닦고 싶었다. 기도로 타액이 흡인되지 않도록 자세를 바로잡고 긴장하면서 내 손끝 감각에 의존하면서 이를 닦았다.

구강건강교육 현장 이야기

전문가 칫솔질(와타나베 칫솔질)을 한 후 치간칫솔로 치아 사이를 닦았다. 나무젓가락을 물린 후 건드리지 못했던 치면 안쪽을 닦을 때, 상당히 심한 구취가 났다. 옆에서 지켜보던 요양보호사는 화장실로 뛰어 들어갔다 나왔다.

마스크를 쓴 내게도 그 역한 냄새는 고스란히 스며들었다. 하지만 그 냄새를 제일 먼저 항상 맡고 있을 노인을 생각하면 충분히 참을 수 있었다. 치간칫솔 사용까지 마무리하니, 보는 사람들이 시원해했고, 노인 얼굴에 표정 변화는 없었으나, 눈빛은 편안해졌다.

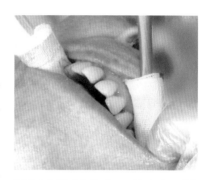

그림 1-8 젓가락 물리고 노인이 평소 사용하는 칫솔에 올이 풀리지 않게 거즈를 감아 물에 적셔 짜낸 후 입안을 닦아 낸다. 스펀지 스왑은 요양보호사나 시설에게는 가격이 부담스럽고 구매도 어렵다고 해서 거즈를 이용하는 방법을 알려 주었다.

실습 종료 후에도 요양보호사는 나무젓가락을 물려 치아 안쪽을 닦는 것은 여전히 무섭다고 하여, 현재 방식대로 구강관리를 진행하되, 협조가 좋아질 때 시도하라고 했다.

그해 5월부터 9월, 4개월 동안 요양보호사는 평소 방식으로 구강관리를 해 왔으며, 그 이외에 '정민숙구강내외마사지법'과 구내 마사지를 시행했을 뿐이다. 그런데도, 딱딱했던 구강 근육이 유연해져 있어 치아를 앙다물고 있어도 손가락이나 칫솔을 집어넣어 볼 쪽과 입술 쪽 치아 면을 닦아 주기가 훨씬 수월했다.

이동치과진료버스와 지역보건소 담당자들이 현장에 와서 이분의 구강병을 치료하고 갔더라도, 이분을 담당하는 요양보호사의 구강 돌봄이 개선되지 않거나, 이분이 계속 구강관리에 협조하지 않으면, 이분의 구강은 다시 이전 상태로 돌아갈 수밖에 없다.

교육을 의뢰한 보건소 주무관이 이런 이야기들을 모두 경청한 후, 이동치과진료버스 순회 진료 약속을 잡았다. 얼마 후 요양원 넓은 마당에 이동치과진료버스가 들어와서 공중보건치과의사와 치과위생사들이 노인들 구강 상태에 맞는 구강 의료 서비스를 제공했다고 한다.

이 치매 노인을 돌보는 요양보호사의 가장 큰 어려움은 전신 위생 관리를 잘해 줘도 없어지지 않던 노인 주변 냄새(원인이 구취인지 처음엔 잘 몰랐다.), 본인 두통, 입을 벌리지 않아 입안을 닦기 어려운 점 등이었다.

이 시설에 구강건강교육을 3년 동안 5회 갔는데, 2016년 상하반기

2회 교육 후, 2017년 3회 차 방문했을 때, 와상 환자 대상 교육은 빠져서 다시 뵙지는 못했다. 대신에 그간 함께 그 자리에 있으면서 노인 구강위생관리교육 실습을 지켜보고 배운 후, 직접 돌봐 주던 요양보호사는 계속 교육에 참석해서 9월 2회 교육 이후 변화를 들려주었다.

교육을 받고 난 이후 계속 구강 마사지하고, 입안을 더 잘 닦아 드리니, 나중엔 입도 잘 벌려서 치아 안쪽(혀가 있는 쪽)도 닦을 수 있었다고 했다. 그전에는 노인의 몸을 깨끗하게 닦고, 기저귀를 깔끔하게 처리해도 악취가 항상 났었는데, 그 악취가 적어졌고, 어르신 옆에 있으면 항상 생겼던 괴로운 두통도 사라져서 좋다고 했다.

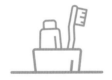

알 수 없는 공간의 냄새

보통 요양원엔 노인들이 모여 있는데, 거실에 모두 모여 계시거나, 4인 또는 2인 병실에서 침대나 온돌 생활을 한다. 2021년 지금이야 공기청정기가 많은 시설에 설치되어 있지만, 2016년도엔 미세 먼지 뉴스가 많이 나오는 시기였어도, 공기청정기가 모든 공간에 설치되지는 않았었다.

시설에 들어서면, 그 공간 특유의 냄새가 모여 있다. 특히 사람들의 구취가 두통을 유발할 정도로 심각하다는 것은 책에서만 읽었는데, 그 상황을 현장에서 직접 겪어 보니 당사자와 요양보호사의 괴로움을 조금이라도 이해할 수 있었다.

가정에선 노인이 한 분이나 두 분이지만, 요양원에서는 그러한 노인들이 한두 분이 아니니 대소변 처리보다 구취가 더 어려운 문제로 보였다. 입안 문제를 해결하지 않으면 어떤 위생 처리를 해도, 냄새의 원인을 제거할 수 없다.

환기를 해도 그때뿐이었다. 창문을 닫으면 다시 입으로 호흡하고 말할 때마다 구취가 나니, 어르신과 장애인이 많이 모여 있는 곳이 아니면 알 수 없는 현실이었다. 매일 그 장소에서 생활하는 사람들에겐 그것도 고통일 수 있겠다는 것을 그제야 알았다.

그림 2-1은 입안을 들여다보며 자세하게 사진 찍을 틈이 없어, 다물고 있는 상태에서 찍은 사진이다. 모든 입안을 들여다보지 않아도, 주황색으로 밝게 빛나는 부분이 얼마나 단단하게 붙어 있는지 알 수 있다. 아랫입술 치아 면은 입술만 벌려도 닦기 쉬운 위치다.

그러나 치매 노인이나 장애인에게는 가장 닦기 어려운 부분이기도 하다. 입술을 꽉 다물었을 때, 앞니가 있는 부위의 입술 아래 근육이 딱딱하면 칫솔도 손가락도 집어넣을 수 없으며, 억지로 넣어도 입술

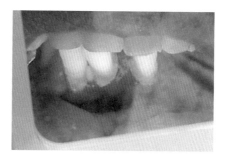

그림 2-1 큐스캔 관찰. 80대. 여성. 치매. 형광색 부분이 치석과 치태.

힘 때문에 모두 밀려 나온다. 형광색으로 보이는 치아와 잇몸 경계 부

위는 칫솔을 가져가 댈 수조차 없다.

시간이 지날수록 칫솔이 닿지 않은 부위에 치태가 쌓여 치석으로 변하고, 활발하게 활동하는 세균은 치아뿌리를 타고 잇몸과 턱뼈를 파괴하며 그 영역을 넓힌다. 이 상태가 되면 칫솔을 대기만 해도 아파서, 구강건강교육을 제대로 받지 않으면 이 닦기조차도 어려워진다.

이 노인은 혼자서 구강위생관리를 하였다. 요양보호사의 도움은 원하지 않으셨는지 확인하지 못했다. 일단 '정민숙구강내외마사지법'을 시행한 후 구내 잇몸 마사지를 하고, 두줄모 칫솔, 부드러운 칫솔, 치실, 치간칫솔을 사용하여 치태를 제거했다.

전문가 칫솔질 방법으로 하지 않아도 두줄모 칫솔은 치아 구석구석 닦기가 쉬워서, 시설 종사자들과 이용자들은 집단으로 이론과 두줄모 칫솔 사용 실습을 교육받았고, 그림 2-1 노인과 담당요양보호사 두 분에게만 좀 더 집중적으로 개별교육을 진행하였다. 두줄모 칫솔은 평소 닦기 어려운 부위를 보다 쉽게 닦을 수 있는 장점이 있다.

이분과는 2016년에 처음 만났는데, 그때 입안은 치석으로 가득 차 있었다. 입안 상태에 대한 진단과 치료는 치과의사가 해결할 수 있다고 설명한 후, 더 이상 상태가 나빠지지 않으려면 최선을 다해 칫솔질

구강건강교육 현장 이야기

할 수밖에 없음을 반복해서 알려 드렸다.

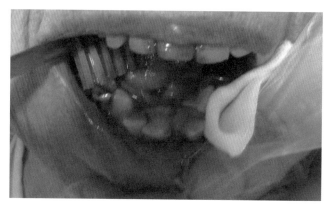

그림 2-2 2016. 9. 12. 80대. 여성. 치매. 치석이 가득한 입안 상태.

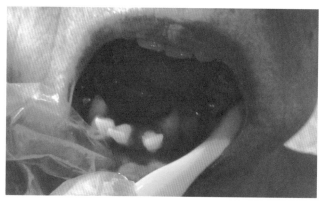

그림 2-3 2017. 9. 11. 80대. 여성. 치매. 지역보건소 이동치과진료버스로 공중보건치과의사와 치과위생사가 방문하여 검진과 치석 제거 치료 후, 재교육 시 방문하여 촬영한 사진.

그림 2-3을 보면 2017년도에 지역보건소에서 운영하는 이동치과진료버스로 공중보건치과의사와 치과위생사가 직접 시설에 와서 구

강검진을 하고, 치석을 제거한 상태다.

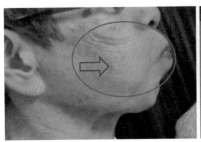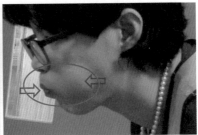

그림 2-4 / 그림 2-5 2016. 9. 11. 물로 입안 헹구는 법 실습 중.

그림 2-4와 2-5는 입안의 움푹한 공간이나 보철물 사이, 치아와 치아 사이에 고여 있는 음식물 찌꺼기나 잇몸출혈로 생긴 이물질 등을 씻어 내도록, 물로 입안을 헹구는 모습이다. 노인이 보고 따라할 수 있도록 마주 보며 실습했다.

이 닦기를 마친 후 입안 헹구기를 실습에 넣어야겠다고 생각한 이유는, 입안을 물로 헹궜음에도, 유아와 학생들, 장애인과 일부 노인들은 입안에 치약 거품과 음식물 찌꺼기 등이 남아 있는 경우가 있기 때문이었다.

2004년도에 우리 집 큰아이가 초등학교에 입학하였다. 아이 학급에만 치과위생사 학부모로서 구강건강교육을 진행할 기회가 있었고,

구강건강교육 현장 이야기

이후 교육 효과가 좋아서 교장 선생님과 보건 선생님 요청으로 2010년도까지 7년 동안 전 학년 학급의 모두 또는 일부에 대하여 보건수업시간에 구강건강교육을 진행했다.

초등학교에 양치 시설이 설치되기 이전이라, 수도 시설과 세면대가 화장실에만 있었다. 어쩔 수 없이 학생들이 교실에 앉아서 직접 이를 닦고 타액을 뱉은 후 물로 입안을 헹구는 과정까지 가능하게 프로그램을 만들어 진행하였다.

2004년 첫 교육 때는 이를 닦으며 생기는 타액만 뱉는 방식으로 진행하여 개인당 컵이 1개만 필요했다. 2006년도 이후부턴 물로 입안을 헹굴 수 있도록, 하나는 타액 뱉는 빈 컵, 하나는 물이 3/4 정도 담긴 컵을 준비하느라 개인당 컵이 2개 필요했다.

양동이를 미리 준비해서 교육 종료 후엔 학생들이 줄을 서서 양동이에 타액을 처리하고, 화장실에 가서 칫솔과 손을 닦았다. 양동이 처리는 교사에게 맡기지 않고 교육자인 내가 직접 처리하였다.

처음 물을 사용하겠다고 했을 때, 교실이 물바다가 되는 게 아니냐는 우려가 있었다. 가끔 물을 엎지르는 학생이 나타났지만, 해가 갈수록 주의 사항을 잘 지켜 몇 년 후에는 양동이 준비 없이 학생들 스스로 화장실에 가서 타액을 버리고 사용한 컵을 처리하는 데 큰 어려움은 없었다.

이 닦기를 마친 후 컵에 담긴 물을 3회에 나눠 사용하면, 1회에 입안에 들어가는 물의 양은 그리 많지 않다. 그러면 입안에서 공기와 물을 이용하여 볼과 입술 힘으로 입안 구석구석을 헹궈 낼 수 있다.

처음엔 물을 입안에 넣은 학생들 대부분이 턱을 위로 올린 후 머리를 좌우로 세차게 흔들거나, 입안에 넣자마자 바로 뱉어 버려 컵 밖으로 사방팔방 물이 튀는 경우도 생겼다.

비염이 있거나 입호흡을 하는 경우엔 1초 이상 입안에 물을 머금지 못했다. 입으로 호흡을 해야 하는데, 물이 들어 있어 그러지 못하니 숨이 막힐 것 같아 힘들어했다.

그러나 저학년일 때는 입으로 호흡하느라 물을 머금고 있지도 못했던 학생이, 학년이 올라갈수록, 20초 정도 입안에 물을 머금고 코로 호흡하면서도 헹굼 행위를 충분히 하였다.

학생들은 매년 학년이 올라갔고 나는 그 학생들을 연 1회 재교육으로 다시 만났다. 초등학생들에게 7년 동안 학급별 수업을 계속하면서 매년 반복교육과 새로운 교육을 진행하니, 교육 후 피드백을 제대로 확인할 수 있었다.

그런 피드백을 확인하면서 교육 내용을 만들어서, 해가 갈수록 실습 내용에 행위가 하나씩 추가되었고, 그중 하나가 입안에 물을 넣어서 헹구고 뱉는 법이었다. [4]

• 구강 근육 훈련시키면서 입안 헹구기 (머리 흔들지 않기)

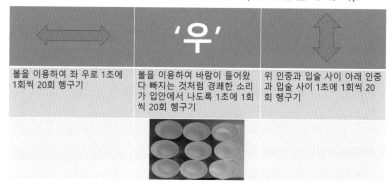

그림 2-6 2016. 6. 9. 구강보건의 날, 서울노인복지센터에서 어르신 300명에게 사)대한치과위생사협회 소속 교육자로 자원봉사 활동을 했다. 구강건강교육에 사용한 슬라이드 중 입안 헹구기 내용이다. 앉은 자리에서 입안을 물로 헹구는 실습까지 마친 노인들의 만족도가 높았다.

---

4) 타우라 가즈히코 외(2003), 《충치예방을 위한 불소의 활용 '누구에게나 가능하며 작은 노력으로 확실한 효과'》, 나래출판사. p. 57에 나오는 '이를 닦은 후에는 물을 10~15ml 정도 입에 넣고, 몇 초에서 십 몇초 동안 가글하는 동작을 2~3회 반복합니다.'라는 내용을 읽고 나서 입체조 방법 중 '침이 많이 나오는 입체조' 동작과 '입술 힘 기르는 입체조' 동작을 응용하여 물로 입안 헹구는 방법을 정리했다.
유튜브에서 "2020 노인구강보건교육 자료"를 검색 후 "2020 노인구강보건교육 자료 - 칫솔질"을 선택하면 동영상 시청이 가능하다. https://www.youtube.com/watch?v=ScRwZx3i8-s

그림 2-4와 그림 2-5는 그림 2-6 방법으로 노인이 나를 보면서 그대로 따라 하는 모습이다. 입술 모양을 '우' 상태로 하면 타액 뱉기가 더 수월함을 현장에서 많이 보았고, 주위에 물이 튀지 않게 뱉을 수 있으며, 턱 아랫부분과 윗옷 앞섶 부분이 젖지 않는다.

타액 뱉는 힘이 없는 사람과, 점조도(타액이 끈적거리는 콧물 같고 거미줄처럼 길게 늘어나는 상태)가 높은 사람은, 컵 가장자리에 윗입술을 가져가 타액을 끊어 내는 형식으로 뱉기도 한다. 이런 사람들도 구강위생관리를 제대로 실천하고, 여러 번 재교육에 참여할수록 스스로의 힘으로 수월하게 타액을 컵 안에 뱉을 수 있었다.

이러한 경험이 쌓여 내가 진행하는 구강건강교육 준비물에는 반드시 물을 집어넣었다. 물을 사용한다고 일부 시설 담당자나 보건소 사업 담당자가 준비에 난색을 보인 적도 있었으나, 이 과정이 꼭 필요함을 설득하면서 진행해 왔다. 내게 계속 교육을 의뢰하고 있는 곳에서는 이제 두 개의 컵 준비와 물 사용은 당연하게 받아들이고 있다. 덕분에 양치 시설이 없는 장소에서도 입안 헹굼까지 프로그램에 집어넣어 실습할 수 있었다.

그림 2-7과 2-8에서는 입술과 잇몸 사이, 상순 소대(윗입술과 위 앞니 잇몸 사이에 있다. 오리 발에 있는 물갈퀴 같은 엷은 막) 사이에

구강건강교육 현장 이야기

음식물 찌꺼기와 치약 거품이 그대로 남아 있음을 볼 수 있고, 그림 2-9와 2-10은 동일한 노인 위 치아와 아래 치아에 남아 있는 음식물 찌꺼기를 볼 수 있다.

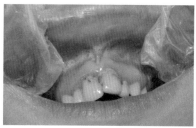

그림 2-7 20대 여. 지적장애. 본인이 구강 위생을 관리해 왔다. 이 닦기를 하고 물로 입안을 헹궈 낸 후에도 남아 있는 음식물 찌꺼기와 치약 거품.

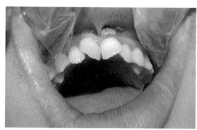

그림 2-8 20대 남. 지적장애. 본인이 구강 위생을 관리해 왔다. 이 닦기를 하고 물로 입안을 헹궈 낸 후에도 남아 있는 음식물 찌꺼기.

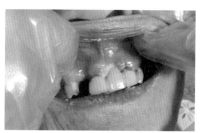

그림 2-9 2016. 5. 13. 80대. 여. 치매. 윗니 입안에 붙어 있는 음식물 찌꺼기.

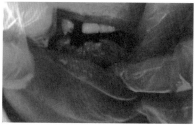

그림 2-10 2016. 5. 13. 80대. 여. 치매(그림 2-9와 동일인). 아랫니 입안에 붙어 있는 음식물 찌꺼기. 힘든 수술을 하고 와서 기력이 없어 부드러운 음식을 먹었다. 이 닦기가 힘겨우니 노인도 안 하고, 요양보호사도 굳이 해 주지 않았고, 시설 관리자도 당사자 의사를 존중하여 구강 관리에 무관심하였다.

사람이 힘들 때 제일 먼저 거르는 일이 입안 관리가 아닐까 싶다. 특히 자신을 스스로 관리하지 못하는 치매 노인은 요양보호사가 대신해야 한다. 입안 관리는 노인이 입을 잘 벌려 협조해도 제대로 닦아 주기 어려운데, 싫다고 하면 요양보호사가 강제로 할 수 없다. 더구나 흡인성 폐렴의 위험도 있어 교육 전문 치과위생사가 아니면 입안을 건드리기란 쉽지 않다.

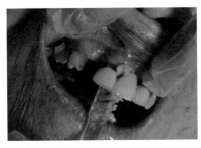

그림 2-11 2016. 5. 13. 두줄모 칫솔로 치아 사이와 보철물과 잇몸 사이 닦기.

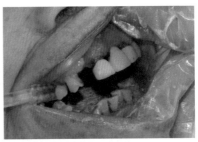

그림 2-12 2016. 5. 13. 두줄모 칫솔로 위 치아를 순서대로 닦기. 제일 뒤 치아 닦는 중.

그림 2-9부터 2-14까지는 동일한 노인의 입안이다. 요양원과 가정에서 가장 기본으로 하는 식사 후 이 닦기와 자기 전 입안 관리가 얼마나 어려운지 알 수 있다.

이분 입안은 닦을 치아의 개수도 많지 않고 틀니도 사용하지 않으며, 치아도 듬성듬성 남아 있다. 칫솔을 넣어 구석구석 닦기가 참 애매하다.

구강건강교육 현장 이야기

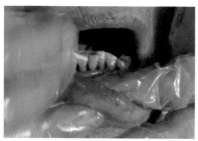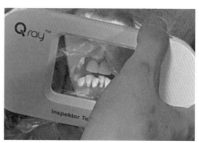

그림 2-13 2016. 5. 13. 두줄모 칫솔로 아
래 치아를 순서대로 닦음.

그림 2-14 2016. 9. 8. 이를 닦고 난 후의
큐스캔 관찰 상태. 형광 부분이 나타나지
않음. 깨끗함.

　요양원에서 보통 사용 중인 칫솔은 칫솔 머리 크기가 너무 커서 노인들 입안에 잘 안 들어가 치아를 구석구석 닦기가 어렵다. 치아가 하나도 없는데도 칫솔이 너무 커서 입안에 집어넣기 어려운 사람도 있었다. 치간칫솔은 요양원 종사자들과 요양보호사들이 구강건강교육을 받기 전에는 사용 가능한 제품을 파악하는 것은 물론 그것을 구매하기조차 쉽지 않다.

　교육을 받았어도 이 닦기에 필요한 구강위생용품 등을 인터넷으로 구매하는 것이 어렵기도 하고(요양보호사들 연령대가 50대 이상이 많다.), 물품을 직접 사기에는 이동 거리가 너무 먼 경우도 있다. 요양보호사들이 구강건강교육을 받고 다양한 구강위생용품 사용 방법을 실습한 후에 본인 사용을 목적으로 구매하여 사용하기도 한다. 그런 사람은 그 느낌을 알기에 자신이 담당하는 노인의 구강에도 치간

칫솔을 사용하려고 시도한다.

앞에서 말했듯이 그림 2-9부터 2-14까지는 동일인의 입안이다. 이분은 다른 사람들과 함께 교육에 참여하시라고 하니, 힘든 수술 후라고 주변 사람들도 교육 참여를 만류하고, 당사자도 스스로 구강관리를 매일 하고 있다며 실습은 안 하고 앉아서 듣기만 하고 싶다고 했다.

이분에게 그냥 입만 벌리면 이 닦기 과정을 요양보호사에게 가르쳐 주고, 물로 안전하게 입안을 헹구는 방법만 알려 드리겠다고 설득하였다. 교육 현장에서 실습 참여 설득 과정은 언제나 생긴다. 그럴 때는 교육자가 판단하여, 참여하기 싫다는 의견을 수용하지만 말고, 적극적이면서 부드럽게 진정성을 가지고 당사자와 관계자들을 설득할 필요가 있다. 그래서 그 공간에 있는 사람들 중 한 사람이라도 소외되지 않도록 해야 한다.

노인은 입을 벌린 후 눈을 감고, 얼굴을 찡그렸다. 하지만, '정민숙 구강내외마사지법'을 시행하고, 칫솔로 순서대로 이를 닦아 나가니, 주변에서 같이 지켜보고 배우던 관리자와 요양보호사들은 깨끗해지고 있는 입안을 보고 탄성을 질렀다.

구강건강교육 현장 이야기

이를 모두 닦은 후엔, 사레들리지 않도록 자세를 바로잡고, 내 시범을 보면서 노인이 직접 입안을 물로 헹궈 내니 모두들 자기 일처럼 개운해하며 좋아했다. 처음엔 얼굴을 찡그렸던 노인도 표정이 점점 풀어지면서 편안해졌다.

시설 관리자는 평소엔 노인이 싫다고 하면 안 했고, 이 닦기가 특별한 일도 아니라고 생각했는데, 칫솔로 구석구석 닦아 내는 것을 보니 요양원에서 생활하고 있는 노인들과 시설종사자들이 꼭 받아야 하는 교육이라고 했다.

요양보호사에겐 입도 벌리지 않는 사람도 있지만, 보건소 공무원들과 교육 전문 치과위생사가 방문하니, 입도 벌리고 교육에도 참여한다며, 이런 교육이 계속 진행되었으면 좋겠다고 하였다.

교육을 받고 나면 평소에도 입체조,[5] 식사할 때 바른 자세, 이 닦기와 입안 헹굼, 구강위생용품의 올바르고 적절한 선택과 세척, 보관, 교체를 배운 대로 실천하였다. 햇빛이 잘 들고, 공기가 좋고, 사람을 존중하는 자세의 관계자들을 보고, 훗날 내게 어려움이 생기면 그 시

---

5) 입체조 : 조은별(2009), 〈구강기능향상운동이 노인의 구강기능과 삶의 질에 미치는 영향〉, 충남대학교 보건대학원 박사학위논문.

설에서 지내고 싶은 마음까지 들었다.

특히 교육 시간마다 모두들 집중하며 따라하고, 다음 해에 방문하면 이전보다 확연히 상태가 좋아져서 내가 하는 일에 보람을 많이 느꼈다. 이 시설 관계자들은 3년 동안 진행했던 5차시 교육에 모두 적극적이었다.

4년 차에는 이 교육을 의뢰했던 지역보건소에서 요양보호사, 시설 운영자, 간호사, 사회복지사, 간호조무사 등을 대상으로 1기 25명씩 총 4기 100명에 대하여 역량강화교육도 주최했다.

치매 노인을 돌보는 요양보호시설 종사자들이 치매 노인의 구강건강을 위한 올바른 구강관리방법을 습득하여, 담당 환자의 구강건강과 전신건강 상태를 유지 관리하는 데 도움이 되도록 하고, 종사자들 자신에게 맞는 구강건강관리법도 습득하여 삶의 질을 높이자는 취지였다.

3년 동안의 반복교육과 심화교육을 지속적으로 참여하고 경험한 시설 종사자들의 참여율이 높았다. (자신이 휴일인 날에 보건소 교육 장소로 나와야 해서 참여율 올리기가 어려운 교육이다.) 모두 적극적으로 실습에 참석하여, 머리와 눈과 손으로 익히며, 자신의 구강건강

유지 관리와 타인에게 시행할 수 있는 구강건강관리 능력을 키웠다. 교육 후 만족도가 높았으며, 교육자인 내가 받은 강의료 액수와 상관없이 최선을 다해 교육했음을 알아줘서 내게도 좋은 기억으로 오래 남아 있다.

2016년 틀니가 입안에 있는 상태로 칫솔질을 하던 노인을 만났다. 틀니관리법에 대해 설명하는 날이었다. 교육 동선은 틀니를 입안에서 꺼내어, 수건 위에서 직접 닦은 후, 바가지에서 물로 헹구고, 물이 담긴 통에 보관하는 순서였다.

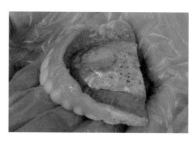

그림 2-15 2016. 4. 28. 틀니를 입안에 끼고 칫솔에 치약을 묻혀서 닦은 노인의 틀니 안쪽 면.

그다음에 모든 사람들이 함께 '정민숙구강내외사마지법'과 구내마사지를 시행한 후, 입안에 칫솔을 넣고 직접 닦는 실습을 하던 시간이었다.

교육자가 진행하는 시범 순서대로, 노인들은 칫솔을 입안에 넣은 후, 이가 없는 잇몸, 입천장 부위와 입안에 남아 있는 치아 전체를 부드럽게 살살 닦아 나갔다. 그러고 나서 한 분씩 개별교육을 진행했는데, 이분 치아를 보니 틀니(그림 2-15)였다.

노인의 입안에 있는 것이 자연 치아가 아닌 틀니임을 같이 있는 요양보호사나 시설 종사자들도 몰랐다고 한다. 틀니를 입안에 넣은 상태로 칫솔에 치약을 묻혀 자신의 치아를 닦듯이 닦다니… 상상하지 못한 일이었다.

치과위생사들은 그냥 보기만 해도 알 수 있지만, 본인이 관리한다고 입안을 보여 주지 않는 노인의 경우에는 주변 사람들이 자연 치아인지 틀니인지 전혀 알 수가 없었다는 것이다.

정말 특별한 경험이었다. 시설 종사자와 요양보호사들은 노인들의 입술 밖으로 보이는 치아가 자연 치아인지 틀니나 보철물인지 식별하기가 어려울 수 있으니, 더 쉽고 단순하게 전문적인 부분까지도 실천 가능한 안목과 방법을 알려 줘야 한다는 각성의 경험이었다.

집체 교육만 진행했으면 알 수 없었을 것이다. 내가 가급적 개인 교육도 진행하고자 하는 것은 앞서 말했듯이 그 공간에 모인 사람들 중 한 사람이라도 소외시키지 않겠다는 생각과 각 개인의 구강 상황을 고려한 맞춤교육이 필수적이란 판단 때문이다.

노인 입안에서 틀니를 꺼낸 후, 손바닥 위에 놓고 사진 촬영을 부탁했다. 시설 종사자들도 와서 보라고 하였다. 모두 틀니인 줄 몰랐다고 그때 이야기했다. 또 한 번도 틀니를 빼고 주무시는 것을 본 적이 없다고 했다.

틀니를 끼고 자니, 틀니를 올려놓고 있던 잇몸 부분을 닦았을 리도 만무했다. 그날, 그분은 시설에 들어오고서 처음으로 틀니를 입 밖으로 꺼냈고, 입안을 구석구석 닦았다. 물로 입안까지 모두 헹군 후 보이는 얼굴은 정말 개운한 표정이었다.

꺼낸 틀니는 담당 요양보호사가 화장실에 가져가서 배운 대로 닦은 다음, 보건소에서 준비한 틀니세정제를 사용하여 위생적으로 처리하였다.

2020년 1월부터 12월까지 많은 기관에서 독립 교육자인 내게 교육을 의뢰하였으나, 코로나19 유행으로 71회가 넘는 교육이 취소되었다. 그 와중에도 취소되지 않고 진행한 것은 장애인 관련 교육이었다. 장애인 구강건강교육 계획안에는 물을 이용한 입안 헹굼법 내용을 모두 집어넣었다.

나는 코로나19 유료 검사(모 장애인지역공동체에서 총 7회의 검사비를 전액 지원)를 받은 후 음성임을 확인하고서야 교육 장소로 움직였다. 현장에서는 반드시 환기하고, 페이스 실드를 착용하고서 참여자에게 구강 근육의 기능 향상을 위한 입모양이나, 턱을 움직이지 않고 근육으로만 움직이는 입안 헹구기를 보여 주면서 실습하였다.

구강건강을 유지 관리하는 데 문제가 없는 사람에겐, 불소치약을 이용한 후 가볍게 헹궈 내거나 타액만 뱉어야 불소 효과가 있다는 의견들도 있다. 너무 많이 물로 헹궈 내지 말라는 의미이다.

그러나 그림 2-7, 2-8, 2-15와 같은 상황인 사람들에겐, 입안에 세균 증식의 원인 물질이 남아 있으니, 타액만 뱉으라고 할 수 없다.

노인과 장애인에게는 흡인성 폐렴의 위험이 커서 안전한 자세로 깨끗하게 입안을 물로 헹구는 방법을 알려 주는 것이 매우 중요하다. 입안을 잘 헹궈 내는 능력을 갖춘 후에 불소치약의 효과를 제대로 이용할 수 있도록 하는 교육과정이 필요하다고 본다. 비단 불소치약뿐만 아니라 일반 치약을 사용할 때도 마찬가지 아니겠는가?

물로 입안을 헹구는 방법에 대해 너무 긴 이야기를 했다. 다시 시설의 특이한 냄새에 대해 이야기하겠다.

장애인이나 노인만 모여서 생활하는 장소나, 경로당, 노인정을 방문하면 그 공간 특유의 냄새가 있다. 그중 하나가 몸에서 나는 체취인

구강건강교육 현장 이야기

데, 입안에서 나는 구취도 큰 영향을 차지한다는 것을 앞에서 치매 노인을 돌보는 요양보호사 사례로 이야기했다.

그런 냄새는 교육 장소에 도착했을 때보다, 구강건강교육 중 직접 실습을 할 때 더 강하게 났다. 그럴 때마다 구취를 측정하는 것처럼, 그 장소에서 냄새나는 공기의 질을 측정하여 데이터로 볼 수 있었으면 좋겠다는 생각을 했다.

그리고 3년 동안 재교육을 마친 시설에선 확실히 교육 전보다 역한 냄새가 줄었음을 느낄 수 있었다. 특히 교육 이전에 두통을 호소하던 요양보호사들의 하소연도 사라졌다. (3년 동안 30여 개의 요양보호시설마다 5회 교육을 진행하며 겪은 경험이다.)

'집중적인 구강건강교육과 구강위생관리 실천의 힘이 눈에 보이지 않는 공기의 질까지 영향을 끼친 게 아닐까?'라고 혼자 생각했다. 요양보호시설 종사자들 대상으로 교육할 때 시설 공간 냄새에 대한 이야기를 하였다. 구강건강교육 전과 후에 느낀 그런 변화에 대해 따로 집계한 데이터는 없었지만, 많은 참여자들이 처음부터 함께했기 때문에 교육 전보다 교육 후에 확실히 시설의 악취가 감소했음을 대부분 공감하였다.

동일한 교육자가 동일한 시설에서 진행한 집체 교육과 지속적 재교육의 힘은 사람들에게 구강건강관리의 중요성을 인지시켰고, 시설에서 사용하는 칫솔머리의 크기가 달라지고, 사용하는 치약의 양이 줄었으며, 입체조와 구강 근육 마사지는 구강건조증을 완화시키고 씹기와 삼키기에 도움을 주었다.

노인들 생활공간의 공기 질을 교육 전과 후로 측정하고 싶었지만, 여건이 허락되지 않는 독립구강건강교육자라 4년간의 교육을 종료하며 많이 아쉬웠다.

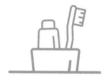

공기청정기 램프 색깔의 변화

2020년에 코로나19 유행이 잠시 한풀 꺾였을 때, 생활 방역을 실천하며 공기청정기가 있는 곳에서 장애인 구강건강교육을 진행하였다. 그때 우연히 공기청정기의 청정램프 색깔이 변하는 것을 발견했다.

동일 대상에게 1주 간격으로 4차 교육을 진행하였는데, 매번 공기청정기를 가동한 상태가 아니어서 따로 신경 쓰지 않고 있었다.

2차 교육 중 함께 있던 사회복지사가 갑자기 공기청정기 색깔이 처음과 달라졌다고 이야기하기에, 교육이 진행되는 시간대별로 공기청정기 색깔이 잘 나오도록 사진 촬영을 부탁했다.

노인 교육 중 생각했던 공기 오염도가 공기청정기로 확인된 순간이었다. 교육 현장에서는 선명한 사진은커녕 사진 촬영 자체가 쉽지 않아 귀한 자료일 것이라고 생각한다.

1) 교육 시작 전

거실 창문을 활짝 열어 놓은 상태였고 사람들이 거실에 모여 있어도, 공기청정기 색은 별로 변함없었다. 마스크 착용한 상태로 교육을 준비하거나, 대부분 말없이 앉아 있었다.

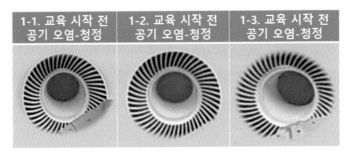

그림 3-1 교육 시작 전 준비. 공기 오염-청정.

2) 사용 중인 칫솔에 알맞은 양으로 치약을 짜기

이때도 말없이 내가 보여 주는 시범을 보며 자신의 칫솔에 치약을 콩알만큼 눌러 가로로 짜는 실습을 했다. 공기 오염도는 청정에서 보통으로 변했다.

구강건강교육 현장 이야기

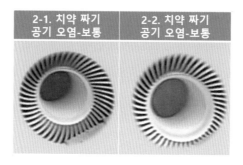

그림 3-2 자신에게 맞는 '칫솔 선택 - 잡기 - 세척 - 보관 – 교체'에 대해 알아본 후
알맞은 치약 양을 칫솔에 짜기. 공기 오염-보통.

3) 치면세균막 착색 후 이 닦기 준비

치아 면에 세균막을 착색하기 위해 입을 벌린 상태였다. 공기 상태
는 보통에서 청정으로 다시 변했다.

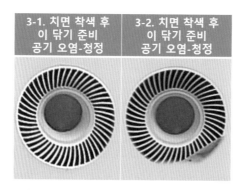

그림 3-3 치면세균막 착색한 후 거울을 보고 관찰. 공기 오염-청정.

4) 이 닦기와 물로 입안 헹구기

페이스 실드를 착용한 교육자의 시범을 보면서 실제 이 닦기를 실습하였다. 참석한 장애인들 구강위생상태는 좋지 못했으며, 칫솔질할 때 잇몸에 출혈이 나타났다.

공기는 나쁨에서 보통으로, 다시 청정에서 보통으로 왔다 갔다 했다. 이 닦는 도중 빈 컵에 타액을 뱉으며 진행했는데, 타액을 처음에 뱉었을 때만 나쁨으로 나왔다.

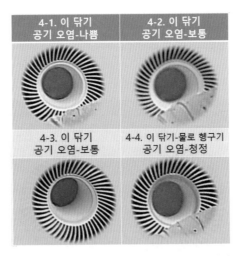

그림 3-4 치과위생사의 시범을 보고 이 닦기를 실시. 앉은 자리에서 종이컵에 타액을 뱉어 가며 실습. 이 닦기 행위 시간 순서대로 공기 오염 : 나쁨 → 보통 → 보통 → 청정으로 변화함. 참여자 모두에서 잇몸출혈이 나타남.

구강건강교육 현장 이야기

5) 저작 훈련 자일리톨 껌 씹기[6]

이 닦기 실습 후 일반 자일리톨 껌보다 딱딱하고, 틀니나 보철물, 임플란트 치아에 덜 달라붙는 껌으로 실습하였다. 앞니와 송곳니로 자르기와 찢기를 한 후, 입술을 다물고 오른쪽 왼쪽, 같은 횟수로 껌을 씹었다. 타액을 삼키고 사레들지 않도록 바른 자세로 천천히 하였다. 공기는 청정 상태였다.

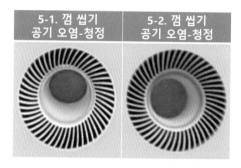

그림 3-5 저작 훈련 자일리톨 껌 씹기. 약국과 치과에서만 판매하는 자일리톨 그린 껌으로 실습. 공기 오염 : 청정.

---

6) 껌 씹기 연습 방법은 아래 url에서 파일을 다운로드한 후 '구강 운동법' 동영상 파일 참조. https://www.dental.or.kr/dental_data3.php
2020년 보건복지부와 대한구강보건협회에서 제작한 '커뮤니티케어 기반의 노인 방문 구강보건교육 자료'
또한 유튜브에서 "2020 노인구강보건교육 자료"를 검색 후 "2020 노인구강보건교육 자료 - 구강운동법"을 선택하면 동영상 시청이 가능하다. https://www.youtube.com/watch?v=m9e88Dt2SPU

6) 구강근기능 향상 입체조

나는 마스크를 벗고 페이스 실드를 착용하였고, 입체조 궤도를 보여주며 직접 시범 실습하였다. 입체조 처음 시작은 심호흡으로 한다. 숨을 깊이 들이마신 후, 입술 밖으로 '후' 내뱉는다. (이 닦기를 할 때 잇몸 출혈이 성인 장애인 7인 모두에게서 발생했으며, 구강위생상태도 좋지 않았다. 이런 상태이기에 입에서 내뱉는 공기의 질이 좋지 않았다.)

그 공간에 있는 모든 사람이 동시에 입체조를 시작하자, 공기 오염이 청정 상태에서 빠르게 보통으로 변했다. 입체조가 단계별로 진행되자 공기 오염은 매우 나쁨과 나쁨 상태로 나타났다.

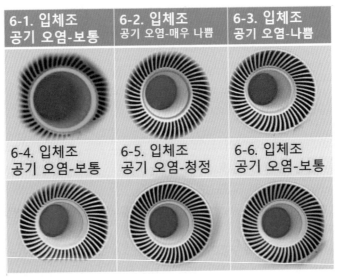

그림 3-6 입체조. 공기 오염 : 보통 → 매우 나쁨 → 나쁨 → 보통 → 청정 → 보통.

구강건강교육 현장 이야기

코로 호흡했을 때보다 입을 벌리고 호흡하며 실습했을 때 오염도 변화가 더 많이 나타났다. 구강 상태가 좋지 않은 사람이 구호흡을 할 때 그 공간의 공기 오염도가 이러하지 않을까 싶다. 공기청정기로 공기를 바꾸는 게 아니고 구강위생관리 교육과 치과 치료가 선행되어야 할 사례라고 생각한다.

7) 개별교육

입체조 마무리 후, 개별교육을 진행했다. 치과의원에 가서 진료의자에 눕는 자세로 매트 위에 눕는다. 그 상태에서 이 닦기가 제대로 되어 있지 않은 곳은, 거울로 보여 주며 제거 방법을 알려 주기도 하고, 교육자가 직접 닦아 주는 것을 거울로 보는 방식이다.

이때 개별교육 대상자는 순번을 정했고, 자신의 순서인 사람만 입을 열었기 때문에 공기 오염 상태는 크게 변화가 없었다. 개별교육이 끝난 사람은 화장실에 가서 사용한 구강위생용품을 세척하고 정리했다. 공기는 보통으로 지속되었다.

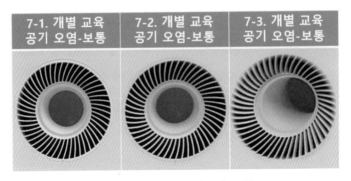

그림 3-7 개별교육. 공기 오염 : 보통.

8) 전체 정리

앞서 이야기한 내용을 총정리한 그림 3-8의 사례 하나로, 특정한 상태의 사람들이 단체로 거주하고 있는 공간의 공기 오염 정도와 구취가 상관관계가 있다고 말하기는 어렵다. 더구나, 공기청정기의 공기 오염 상태 사진을 교육할 때마다 관찰하지도 못했다.

참여자가 교육을 받고, 습관과 행동, 태도의 변화를 일으켜 교육 전보다는 삶의 질이 좋아지게 해야 하기 때문에 현장에선 그야말로 치열한 시간을 보낸다. 더구나 정해진 시간 내에 개별교육까지 하려면 시간을 초단위로 분절하여 진행해야 한다. 어떤 상황에서도 개인 기록을 위한 교육은 할 수가 없다. 만일 개인 기록을 위한 부분이 교육 시간에 우선순위를 가진다면, 필연코 참여자에게 집중하는 시간은 줄어들 수밖에 없다.

구강건강교육 현장 이야기

이런 과정을 좋은 화질의 사진으로 남길 수 있으면 좋겠지만, 위와 같은 문제로 그럴 수가 없다. 가끔 후배들이 참관하며 사진을 찍어 주기도 하지만, 출판 가능한 수준의 품질은 아니다. 이 책에서는 교육 현장에서 그때그때 찍은 사진 중 일부에서 필요한 부분을 잘라서 사용하여 사진의 화질이 대체로 좋지 않다.

다시 시설의 냄새 이야기로 돌아가면, 특정한 상태의 사람들이 모여 있는 장소를 갈 때마다 공간 특유의 냄새는 어디서나 났다. 장애인이나 노인이 모여 있는 시설에서는 대소변을 스스로 처리하지 못하여 돌봄을 받는 분들도 있다. 그때 발생하는 오물을 위생적으로 처리하여 생활공간 밖으로 배출하면 냄새 문제는 잘 해결할 수 있다.

하지만 구강위생관리가 힘들어 발생하는 냄새는 차원이 다르다. 돌봄 받는 사람을 아무리 깨끗하게 목욕시키고 생활공간을 치워도 해결되지 않는다.

노인과 장애인은 음식물 섭취에 어려움이 많다. 사용하지 않은 구강근육은 점점 기능이 떨어지고, 구강근육 기능이 떨어지면 음식물을 씹고 삼키는 과정이 점점 더 싫고 힘들어지는 악순환에 빠질 수 있다. 그렇게 되기 전이나, 그런 상태에서 하는 입체조는 구강 근육의 기능을 향상시켜 주기 때문에 음식물 섭취에 도움이 되어 기력을 회복할 수 있는 좋은 체조이다.

입체조는 어깨 근육, 목 근육, 얼굴 근육과 구강 근육을 이용하는데, 입술을 다물고 숨을 들이마시거나, 입술을 벌린 상태로 숨을 내뱉는다. 또 혀를 움직이거나, 타액을 삼키거나, 소리를 내는 방식이다.

입안에 문제가 없으면 숨을 내쉰다고 그 공간의 공기가 악취로 오염되지 않을 것이다.

숨만 쉬어도 입냄새가 나면 입안에 구강 질환이 상당히 진행된 상태이고, 이를 닦거나 입체조를 했을 때 구강 질환 때문에 나는 입냄새가 고스란히 배출되는 건 아닐까?

사람이 많이 모여 있고, 모여 있는 사람들 대부분에게 구강 질환이 있으면, 공간의 공기가 오염되고, 오염의 정도는 공기청정기를 통해 느낄 수 있다는 하나의 사례라고 읽어 주었으면 한다.

구취의 원인은 여러 가지가 있으니 정확한 원인은 의료적 진단을 통해 규명할 일이고, 여기서는 구강건강교육 현장 이야기로 국한하는 것이니 이런 관점에서도 생각하자는 것이다.

현장 경험이 아니라면 이런 이야기는 할 수 없으니까.

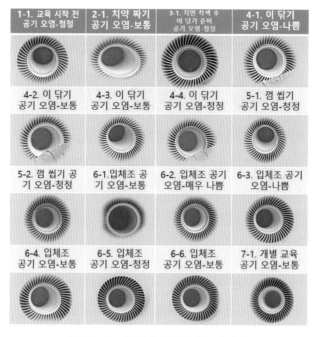

그림 3-8 교육 시간 전체 공기 오염 변화.

9) 또 다른 공기청정기 이야기

또 다른 장애인 가정에 방문하여 이 닦기 교육을 집중적으로 시행할 때, 그곳에도 공기청정기가 있었다. 이 공간에는 성인 장애인이 한명 있었다. 그날은 입체조할 시간도 없어서, 치약 없이 약 30분 정도이 닦기만 하였는데, 이번에도 공기청정기의 청정램프 색깔을 관찰할 수 있었다. 교육 처음과 중간, 종료 시기의 공기 오염 변화 상태를 살펴보겠다.

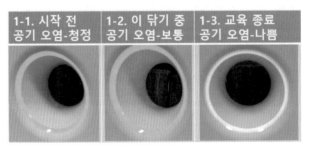

그림 3-9 2020. 11. 24. 공기청정기 상태 변화.

10) 이 닦기

이분은 30대 성인 장애인이고 혼자서 구강관리를 한다. 1종 의료급여 수급권자라 치과 치료 비용 부담도 없다. 하지만 치과의원에 가서 치석 제거조차 치료받은 흔적을 찾기가 어려웠다. 장애인의 치과 방문은 장애인 본인이 평소 가지고 있는 두려움, 불안, 공포심을 이겨야 가능한 일이다.

모든 치아의 잇몸 상태가 좋지 않았고, 그중 양쪽 윗니 어금니 부위 잇몸은 눈으로만 봐도 아파 보였다. 이런 상태면 음식물을 씹을 때도 고통을 느꼈을 것이다.

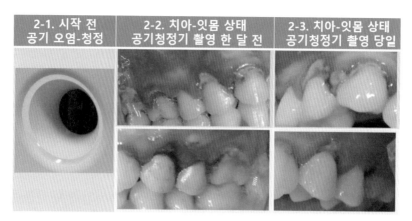

그림 3-10 2020. 11. 24. 치아와 잇몸 상태. 교육 시작 전 공기 오염-청정.

그림 3-10을 보면, 윗니 치아와 잇몸 부위는 이 닦기가 제대로 되어 있지 않았다. 식사 후 생기는 치면세균막은 48시간이 지나면 칫솔로 제거하기 어려울 정도로 두꺼운 막을 형성한다. 특히 치아와 잇몸 사이, 치아와 치아 사이에 칫솔이 지나가지 않으면 두툼한 머리띠처럼 형성된 세균막을 제거할 수 없다.

치태, 치면세균막, 플라크라고 부르는 세균막은 시간이 지날수록 두꺼워지는데, 돌처럼 단단한 상태로 치아 표면에 부착하게 되면, 치아뿌리 부분으로 진행하여 잇몸 속으로 파고들어 간다. 유해 세균들이 하는 일이라곤 여기저기 인체를 파괴하는 것이니, 입만 벌려도 아프고 잇몸에는 피가 흐른다. 이런 상태에서 입을 벌리고 잠을 자고 일어나면, 베개에 피가 섞인 타액이 흘러내려 흔적이 남는다.

이 사람은 윗니 어금니 부위의 잇몸이 특히 안 좋았다. 살펴보니, 윗니 어금니에 칫솔이 닿은 후 이 닦기를 해야 하는데, 항상 입을 크게 벌리고 이를 닦은 듯싶다. 그렇게 되면 어금니와 잇몸 경계 부위에 칫솔을 집어넣을 때, 아래턱이 앞으로 튀어나와, 닦아야 하는 곳에 칫솔을 대지 못하게 방해한다.

칫솔이 그 부위에 접근하지 못하니, 닦아 내지 못한 치면세균막은 시간이 흘러 치석으로 변해서 잇몸 염증과 치주병을 유발한다. 아픈 잇몸을 칫솔로 건드리면 고통스러우니 그 부위만 피해서 이 닦기를 하고, 그래서 안 닦으니 더 나빠지고…. 그런 악순환의 결과를 그림 3-10에서 볼 수 있다.

이게 무슨 이야기인지 입 모양과 손가락으로 상황 묘사하면 다음과 같다.

입 모양을 '이'한 상태로 검지를 위쪽 입안 가장 뒤에 있는 어금니 잇몸 부위에 대 보자. 그런 다음 입 모양을 '아'하면 턱이 벌어지면서 아래턱 한 부분이 앞으로 나오는 것을 느낄 수 있다. 또 팽팽하게 늘어난 볼의 압력으로 치아와 볼 사이에 손가락이 꼭 끼는 것을 알 수 있다. 이런 상태에선 손가락을 움직이기 힘들다.

손가락을 칫솔로 바꿔 보자. 입 모양을 '이'한 상태로, 칫솔을 위쪽 입안 가장 뒤에 있는 어금니 잇몸 부위에 대 본다. 마찬가지로 '아'하면, 턱이 벌어지면서, 앞으로 밀려 나온 아래턱과 최대로 늘어난 볼의 압력으로 칫솔이 치아와 볼 사이에서 아래로 밀려 내려오는 것을 알 수 있다.

이런 이유로 입 모양을 '아'하면 칫솔이 치아와 잇몸 경계 부위에 닿을 수가 없다. 또 볼이 아주 유연하지 않으면 칫솔을 제대로 움직이기도 어렵다. 칫솔로 치면을 쓸어 내야 치면세균막을 닦을 수 있는데, 그렇게 이를 닦은 흔적이 안 보였다.

그림 3-11을 보면, 치약 없이 단지 칫솔로 이만 닦고 있는데도 잇몸에서 출혈이 많다. 이때 잇몸을 건드리면, 아픔을 견디지 못하는 사람은 엄청난 기세로 거부를 표현한다. 자신의 고통스러운 상황을 해결하고자 도와주는 사람에게 고마움은커녕 마음속 분노를 표출하기도 한다.

치과의원에 가기를 꺼리거나 가지 못하거나, 치과의사와 치과위생사의 장애인 치과주치의 제도 혜택을 받을 수 없는 상황에서 이들에게 할 수 있는 일이 무엇일까? 그것은 구강건강교육뿐이다.

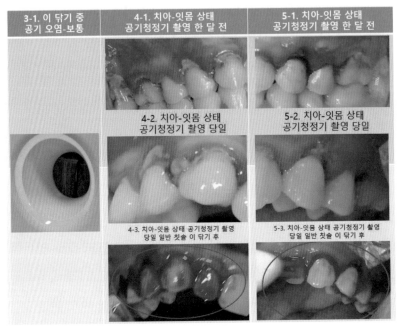

그림 3-11 2020. 11. 24. 치아와 잇몸 상태. 이 닦기 중 공기 오염 : 보통

사람은 매일 식사한다. 이런 잇몸을 가진 사람이 식사할 때마다 입 안에는 어떤 상황이 벌어질까? 식사할 때마다 잇몸에서 스며 나오는 부패한 염증 덩어리들을 음식과 버무려 삼키는 셈이다. 특히 장애인 들에게 이런 경우가 너무 많다.

이 사람은 충치보다 치주 질환으로 구강건강과 전신건강에 큰 문 제가 생길 가능성이 높다. 이 상태로 계속 지내면 치아가 모두 빠질 수도 있다. 대책 없이 그 상태까지 가는 것보다는, 지금 싫다고 거부

구강건강교육 현장 이야기

해도 어떤 식으로든 첫 번째 교육 경험을 만들어 주고 다음 교육 단계를 진행하는 것이 낫다. 나를 원망하고, 다시는 만나고 싶지 않다고 하여도 피할 수 없는 과정이다.

그림 3-12의 4-4와 4-5를 보면, 집에서 사용 중인 일반 칫솔과 치주질환 환자에 좋은 두줄모 칫솔로 이 닦기를 했다. 또 잇몸과 치아 사이, 치아와 치아 사이에 치면세균막을 닦아 낼 수 있는 페리오 브러시 칫솔을 사용했다.

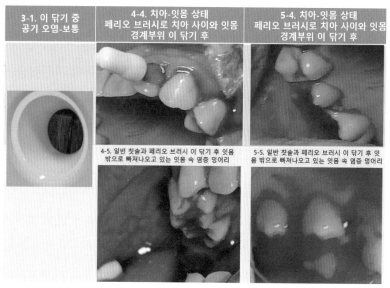

그림 3-12 2020. 11. 24. 치아와 잇몸 상태. 이 닦기 중 공기 오염-보통.

그림 3-12는 부풀어 있던 잇몸 주머니의 입구를 페리오 브러시 칫솔로 닦아 내니, 열린 물병에서 쏟아져 나오는 물처럼, 잇몸 속에 고여 있던 끈적거리는 염증 덩어리들이 잇몸 밖으로 계속 나오고 있는 모습이다.

치약을 사용하지 않고 칫솔로만 닦았기 때문에 입안 상황을 제대로 볼 수 있다. 이런 상황에선 아픔보다 시원함을 느끼기 때문에 잘 협조한다. 입안에 고인 핏덩어리들을 컵에 뱉어 가며 진행했다.

그림 3-13은 치간칫솔을 이용한 이 닦기를 찍은 모습이다. SSS 사이즈 치간칫솔을 사용했는데, 앞서 사용했던 칫솔들로 닦기 어려운 부위를 닦을 수 있다. 치아 사이 잇몸에서 핏덩어리들이 치간칫솔에 딸려 나오기도 한다. 이런 핏덩어리들은 이 닦기를 하는 30분 동안 잇몸에서 계속 스며 나왔다.

시간 관계상 이 닦기를 너무 오래 하기가 어려워, 어느 정도 진행하다 마치고 종이컵에 뱉은 타액만 따로 모아 보았다. 이런 끈적거리는 타액은 뱉을 때 끊어지지 않는다. 타액이 마치 강력한 거미줄 같기도 하다. 마지막으로 물로 입안을 헹굴 때는, 구강 근육을 이용하여 입안 구석구석을 물로 씻어 낼 수 있도록 해야 한다. 구강 근력이 약하면 물로 헹구지 못해서 치아 사이에 핏덩어리가 남아 있다.

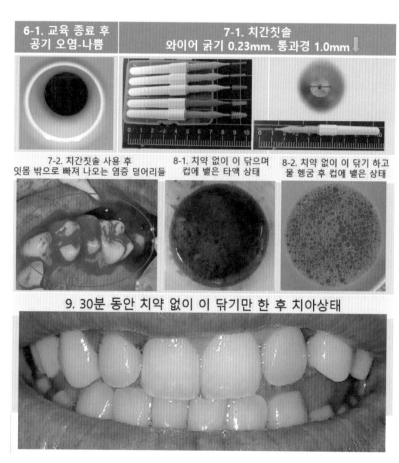

그림 3-13 2020. 11. 24. 치아와 잇몸 상태. 이 닦기 마무리 공기 오염-나쁨.

그럴 때마다 입안에서 물총처럼 물줄기를 나오도록 하여 입안을 헹구는 구강세정기 제품을 권하고 싶다. 또는 구강청결제를 사용해도 좋은데, 이분은 가정에 구강청결제가 없었고, 평소에도 사용하지 않았다.

이분의 타액과 입안 헹굼물을 따로 모은 것이 그림 3-13의 8-1과 8-2다. 치과의원을 방문하여 치료를 받거나 치석을 제거할 때는 흡입기로 빨아들이니, 환자 타액이 어떤 상태인지 확인하기 어렵다. 치과의원이나 장애인치과병원, 권역별 장애인구강진료센터에서 하는 치료는 병적 상태를 제거하여 구강건강을 빨리 회복시키는 것이 목적이니, 굳이 이렇게 타액을 모아서 확인할 필요가 없다.

핏덩어리 가득한 자신의 타액을 눈으로 보고 구강위생관리를 잘해야겠다는 동기부여가 되어야 하는데(대부분은 동기부여가 잘된다.), 이분에겐 이 방법으로 동기부여를 끌어내지 못했다.

그럼에도 불구하고 컵에 모아서 확인한 이유는, 이분을 돕고 지원하는 분들에게, 치주 질환이 있을 때 잇몸출혈 상태가 어느 정도까지인지 보여 줄 수 있고, 구강건강 관리가 전신 질환 관리에 가장 기본이어야 함을 알려 줄 수 있어서다.

또 교육자가 아무리 구강건강교육을 잘해서 참여자의 기본 생활습관과 태도를 변화시켜도, 치과의원에 가서 잇몸 출혈의 원인인 치석을 제거하지 않으면, 잇몸이 제대로 회복하기 어렵다는 것도 알려 주고 싶었다.

그림 3-13의 9(치약 없이 칫솔로 30분 동안 이 닦기를 한 후의 치아)를 보기만 해도 제대로 닦은 치아의 반짝거림과 살짝 드러난 잇몸의 연분홍색을 확인할 수 있다. 이 과정을 마무리하자, 공기청정기는 공기 오염 상태를 나쁨으로 표시하고 있었다. 모친에게 아들의 입안 상태는 응급 상황이니, 당장 치과 방문을 해야 한다고 권해 드렸다. 이분은 모친과 함께 다음 날 치과에 가서 치석을 제거하고 왔다고 왕진하는 주치의가 소식을 전달했다.

한 달 후에 방문해서 입안을 보니 전과 같은 위치에 치면세균막이 있어서, 정말 치과의원에 다녀왔는지 물어보았을 정도였다. 그 부위를 칫솔모가 가장 강한 칫솔로 닦아 치면세균막을 제거했다. 한 달 전 치석을 제거하고 집에 돌아온 후 그 부위를 잘 닦지 못해서 다시 차곡차곡 쌓이고 있는 치면세균막이었나 보다.

하지만 이분은 3회째인데도 이 닦는 동안 여전히 아파했고, 교육받기를 거부하였다. 나와 이분 사이에 라포가 형성된 줄 알았는데 만난 시간이 3회는 너무 짧았는지 실패했다. 건드리면 아픈 그 잇몸과 치아 부위에 여전히 칫솔질을 하지 않았고, 그 상태에 맞는 이 닦기를 가르쳐 줄 수 없었다.

장애인이든 비장애인이든, 스스로 아픈 것을 참고 견디며 실천해야 안 아프고 건강해지는데, 그 과정을 고통스러워하며 시도하지 않아서 잇몸 회복도 느리다. 좀 더 어릴 때부터 이런 교육을 배우고 실천할 기회가 없어 구강 질환을 예방하지 못하고 있음이 안타까울 뿐이었다.

구강건강교육을 할 때마다 이런 광경을 장애인과 노인에게서 숱하게 겪었다. 교육 전보다 좋아진 입안 상황을 그들이 느끼고 말로 표현 못 해도, 나를 향해 환하게 웃어 주면, 고단했던 지난 시간들을 그 순간 모두 잊어버린다. 하지만 동기부여가 되지 않아 설득하기 어렵고 짜증만 내면, 라포 형성하는 데 시간이 오래 걸린다. 인연이 지속되지 않으면 그 상태에서 멈출 수밖에 없다.

교육이 이렇게 진행되어 나의 에너지가 급속히 고갈되면서 심신이 몹시 힘겨울 때도 많다. 이때는 시간이 약이어서, 시간이 얼마나 걸리든 그저 관계를 지속하며 스스로 협조하기를 기다리는 수밖에 없다.

구강건강교육은 장소를 불문하고 진행한다. 2019년 여름에, 모 지역에서 자립생활을 체험 중인 장애인과 활동지원사를 만났는데 그중 한 분이 내게 질문을 했다. 그분은 지적장애가 있고 휠체어를 사용하는 장애인의 활동을 보조하고 있었다. 3인의 활동지원사가 그 장애인을 교대로 지원한다고 했다.

이분이 자고 일어나면, 베개가 피로 젖어 있는데, 어떻게 하면 좋은지에 대한 질문이었다. 얼굴을 살펴보니, 입술이 벌어져 있는데도 입안은 잘 보이지 않았다. 치아를 언제 닦아 주냐고 물어보니, 입술만 건드려도 아파하고, 칫솔만 꺼내도 입을 꽉 다물어서 닦아 줄 수가 없었단다.

식사는 잘한다고 했다. 담당 자립생활센터 사회복지사들과 활동지원사들의 열정적이고 적극적인 돌봄 활동은 놀랄 정도였다. 하지만 평소엔 항상 벌어져 있던 입과 부드럽던 입술이 입안을 닦으려면 꽉 다물고 절대 열리지 않는 강철 문이 되었다. 입을 열지 않으니 담당자들의 친절하고 따뜻하며 열정적인 돌봄 활동 중에 구강관리는 빠진 것이다.

그래서 먼저 '정민숙구강내외마사지법'을 시행하여 근육을 유연하게 만들어 치아를 꽉 물고 있어도 입술은 젖힐 수 있도록 만들었다. 그다음엔 입안을 들여다보면서 평소 사용하려고 준비해 놓은 칫솔로 치약 없이 이를 닦는 방법을 활동지원사에게 가르쳤다.

이 행위를 할 때, 이분은 칫솔이 잇몸에 닿는 순간이 너무 고통스러워서 혀로 칫솔을 밀어내고, 앞 사례와 마찬가지로 모든 분노와 원망을 담아 내 손길을 거부했다. 그런 몸부림에도 활동지원사와 사회복지사는 팔과 다리를 붙잡아서 나를 도왔고, 나는 최선을 다해서 치아를 닦았다.

그저 칫솔로 이만 닦았다. 다른 행위가 없다. 일상에서 우리가 무심하게 하는 칫솔로 이를 닦는 것. 그것조차 자신의 일상에서 경험한 적이 없는 장애인이 있다는 것은 그런 현장에 발을 담그기 전까지는 알수가 없다.

10분을 넘게 닦았다. 입안에서, 치아와 잇몸을 덮고 있던 음식물 찌꺼기와 끈적거리는 핏덩어리들이 칫솔과 치간칫솔에 계속 묻어 나왔다.

그럴 때마다 그 냄새는 말로 표현하기 힘들다. 당사자가 입을 다물고 있을 때는 아주 심하지 않은데, 입을 벌리거나 이를 닦을 때 나는 냄새가 공간 전체의 공기를 오염시킬 수 있음을 다시 한번 경험했다.

잘 뱉지 못하고 제대로 이를 닦을 수도 없는 사람에게 구강청결제를 사용하면 어떨까? 이를 닦을 때 피가 나오는 경우에 사용하는 것은 어떨까? 입안의 이물질을 뱉지도 못할 때는 어떨까?

구강건강교육 현장 이야기

구강청결제 선택이야 본인이나 돌보는 분들이 알아서 할 일이라고 생각할 수 있지만, 구강건강을 위해서 교육을 진행하는 치과위생사의 입장은 다르다. 응급 상황이니 평소 구강청결제를 사용하느니 마느니 무슨 브랜드를 사서 언제 어떻게 사용하니 떠들기보다는, 치과의원에 갈 수 있으면, 가급적 빨리 치과 치료를 받으라고 권하는 것이 더 중요하기 때문이다.

피부에 상처가 나면 약을 바르고 회복 후엔 약을 바르지 않듯이, 구강청결제도 건강한 사람은 사용하지 않아도 괜찮다고 생각한다. 그러면 치과의원에 가지도 않고 잇몸출혈이 심한 사람에겐 어떨까? 장애인이 구강청결제를 사용하다가 계속 삼키거나, 지속적으로 사용할 때 나타나는 부작용은 어떻게 막을까?

현장에서 구강건강교육을 할 때, 제일 중요한 점은 습관을 바꾸는 일과 실천하는 일, 그리고 당장 치과의원에 가서 치료를 받도록 동기를 유발하는 일이다. 그래서 잇몸에서 피가 나는데도 치과의원에 가지 못하면, 차라리 그냥 칫솔로 잘 닦고 맹물로 헹구는 법을 알려 주는 게 훨씬 안전하다고 생각한다. 그다음으로 교육과정에서 '치과 치료를 꼭 받으러 가야 하고, 진료의자에 입을 벌리고 누워 있을 자신이 있음'까지를 어떻게 이끌어낼지 고민한다.

이분은 일단 입안을 제대로 닦는 것이 중요하니 그 부분에 집중하여 교육하였다. 얼굴에 손도 못 대게 하던 사람의 입술을 벌린 후, 치아와 잇몸 점막을 닦고 나니, 그제야 제대로 입안 상황을 볼 수 있었다. 이만 닦는데도 잇몸에서 피가 너무 많이 나오고, 당사자는 소리를 질러 대니, 주변 사람들 얼굴 표정은 안타까운 마음에 근심 걱정으로 가득했다.

이를 닦다가 피가 나온다고 칫솔질을 멈추고 물로 계속 입안을 헹구면 이를 닦기가 어렵다. 치약 거품이 있든, 타액이 있든, 피가 나오든 상관없이 순서대로 입안(치아, 잇몸, 점막, 혀)을 닦아야 하며 한쪽(아래 치아 볼과 입술 쪽, 아래 치아 혀가 있는 쪽, 위 치아 볼과 입술 쪽, 입천장 쪽 치아)을 모두 닦은 후 시야 확보를 위해 비워 낸다는 의미로 타액을 뱉으면 된다.

개인마다 특수 칫솔(두줄모 칫솔, 첨단 칫솔, 크기가 다양한 치간 칫솔, 부드러운 칫솔, 뻣뻣한 칫솔)을 구비하지도 않았고 당장 마련할 수도 없다. 평소 사용하는 칫솔이 당사자 구강조건에서 사용하기 적당한지 살펴보고, 특수 칫솔 구매가 손쉬운지 확인하는 것도 중요하다. 일단은 현재 가지고 있는 구강위생용품을 최대한 활용할 수 있도록 교육해야만 실천 가능하고 다음 단계로 나아갈 수 있다.

구강건강교육 현장 이야기

한바탕 소란스럽게 이 닦기를 마무리하자 찡그리고 괴로워했던 얼굴 표정이 편안해졌다. 그리고 얼굴에서 옅은 미소를 볼 수 있었다. 나는 그러한 고통을 당해 보지 않았지만, 어느 때는 그 고통이 전이되어 내가 느끼는 것 같은 기분이 들 때도 있다. 이 고통스러운 과정을 무사히 마친 장애인 당사자의 느낌은 어떨까? 언제부터 이를 안 닦았는지 알 수는 없지만, 입안의 쓰레기들을 다 치워서 입안 무게가 가볍고 덜 아프지 않았을까?라며 혼자 추측하기도 했다.

　　그래서 앞에서 이야기한 것처럼, 이 닦기를 마무리한 장애인이나, 치매 노인이 마음에서 우러나오는 환한 웃음을 던지면, 그 웃음이 내 시름을 덜어 준다. 내 웃음도 그들에게 그렇게 다가가길 바란다. 그런 웃음은 교육에서 내가 받는 가장 큰 보상이다.

　　입안을 들여다볼 수 있게 되니 그제야 문제가 보인다. 하지만 시기가 너무 늦었을까? 2020년 코로나19 유행 중에도 페이스 실드까지 착용하고 방문교육을 하러 갔을 때, 이분의 방은 비어 있었고, 장기 입원 중이라고 하였다.

　　입원했다고 듣는 순간 뭔가 더 도와주었어야 했다는 생각이 들었다. 교육하다 보면 내가 책임질 수 없는 부분까지 같이 해 주고 싶은 순간들이 많이 있다. 그 선을 넘는 순간마다 마음 가는 대로 실천했는데, 그것이 오히려 내 마음의 심리적 방전을 빠른 속도로 가져왔다. 그래서 될 수 있으면 선을 넘지 않는 가능한 지점에서 최선을 다하고 있다.

비어 있는 방의 주인이 건강을 회복하여 퇴원하길 바라면서, 그때 만나면 어떤 일을 해 줄 수 있는지 살펴보면서, 이 만남을 오래 유지하려고 한다. 이분에 대하여는 뒷부분에서 좀 더 이야기를 풀어놓겠다.

구강건강교육 현장 이야기

잠긴 입안을
열기 위한
마사지

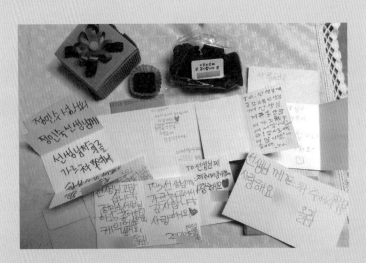

장애인복지관 주간보호센터 이용자들에게 받은 스승의 날 선물.

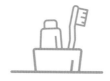

'정민숙구강내외마사지법'[7] 고안 배경

2008년 7월 1일부터 노인 장기요양보험 제도가 시행되었다. 사)대한치과위생사협회에서는 치과위생사가 이 제도에 대비할 수 있도록 '노인 구강건강증진을 위한 전문치과위생사 양성 과정'을 개설했고, 그해 6월 14일, 15일, 21일, 22일 4일 동안 진행하였다.

나는 독립구강건강교육자로서 경로당 등에서 노인 교육을 진행하

---

7) '정민숙구강내외마사지법'에 대한 동영상과 포스터는 아래에서 다운로드 받을 수 있다.
https://www.dental.or.kr/dental_data3.php
2020년 보건복지부와 대한구강보건협회에서 제작한 '커뮤니티케어 기반의 노인 방문 구강보건교육 자료' / 3. 구강내외마사지 동영상('정민숙구강내외마사지법' 동영상) / 포스터2_구강내외마사지
또한 유튜브에서 "2020 노인구강보건교육 자료"를 검색 후 "2020 노인구강보건교육 자료 - 구강내외마사지"를 선택하면 동영상 시청이 가능하다. https://www.youtube.com/watch?v=9vcu5sNuEuk

기도 했던 터라, 이 교육과정을 신청하여 수료하였다.

그중 6월 21일에 진행한 '노인 대상 구강 내·외 마사지, 섭식 및 연하 운동'에 관련한 내용은 무척 흥미로웠다. 구강 내 점막 마사지와 구강 외 근육 마사지는 배운 대로 집에 와서 식구들에게 실습도 하였다.

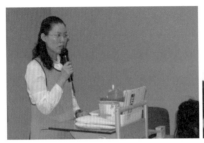 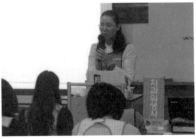

그림 4-1 / 그림 4-2 치과위생사들에게 노인 교육 사례 발표 중.

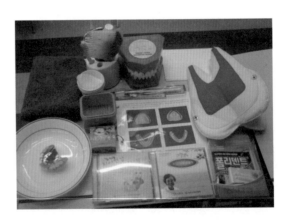

그림 4-3 준비해 간 매체들.

구강건강교육 현장 이야기

교육을 수료한 후, 사)대한치과위생사협회에서는 내게 전국 대학 치위생(학)과 중 노인 교육을 받고자 하는 곳에 가서 현장교육 사례 발표를 부탁하였고, 몇 군데 대학에 가서 치과위생사들과 치위생과 학생들에게 강의하였다.

서울에서 새벽 기차를 타고 이동하였으며, 노인의 구강건강증진을 위한 활동 경험을 풀어놓았더니 반응이 좋았다. 아직 어렸던 두 아이는 남편이 출근 전에 아침을 먹이고 학교에 보내면서 내 뒷바라지를 해 주었다.

노인 구강건강증진을 위한 전문치과위생사 양성 과정에서 배운 내용은 이후 나의 노인 교육과 장애인 교육에 기틀이 되었다.

교육을 수료한 그해 2008년 12월에 모 장애인복지관에서 교육 요청이 왔다. 재능 기부로 부탁하는 강의였다. 집에서 복지관까지 왕복 4시간 정도 이동 시간이 소요되는 원거리였다. 지하철 2개 구간과 마을버스를 이용해야 했는데,

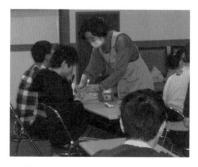

그림 4-4 2009년 성인 장애인 구강건강 교육 중.

첫날 가서 본 장애인들의 구강 상태가 너무 열악해서, 이동 거리의 불

편함에도 거절하지 못하고 2013년까지 6년 동안 교육을 진행하였다.

아주 가끔 예산을 마련하여 강의료를 받긴 했지만, 대부분 재능 기부로 진행하여 강의료를 자원봉사 활동 실적으로 대신하였다. 강의료를 받았을 땐, 물품 기부로 다시 돌려주었으며, 장애인들의 구강건강이 해마다 좋아지는 것으로 금전적 보상을 대신하였다.

주간보호센터와 작업장에서 성인 장애인들을 만나 본 것은 처음이었다. 시설에서 생활하는 장애인들과는 다른 상황이었다. 모두 스스로 대중교통을 이용하여 복지관으로 이동했으며, 간단한 작업을 하거나, 단순한 내용의 수업을 받기도 하였다.

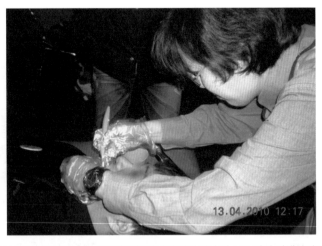

그림 4-5 2010년 장애인 구강위생관리(환경이 열악해서 마스크 없이 진행하기도 했다).

구강건강교육 현장 이야기

이분들은 보호자가 있어서 가정에서 돌봄을 받고 있었고, 간혹 혼자 생활하는 장애인도 있었다. 모두 복지관 식당에서 점심 식사를 하고, 화장실에서 이를 닦았다.

주간보호센터 이용 장애인 대부분은 치과 치료를 받기도 어려운 상황이라 담당 사회복지사는 교육을 통한 구강위생관리를 습관화해 주고 싶었다고 한다.

교육 첫 해엔 장애인 관련 구강 교육 동영상이나 슬라이드를 이용하였다. 그러나 장애인들에겐 동영상이나 파워포인트 화면을 사용해서는 자신의 구강을 더 적극적으로 관리하기까지 유도하기가 어려웠고, 치과 방문 동기는 끌어내지 못했다.

2008년, 2009년 2년 동안은 가지고 있는 모든 매체를 이용하면서 실습을 진행해 보았다. 혼자서 8명~10여 명 되는 인원을 집체 교육과 일대일 교육으로 3시간 정도씩 교육했다. 담당 사회복지사에게 돗자리를 준비해 달라고 하여 교육 장소에 펼쳐놓았다. 장애인을 치과에 가서 진료 의자에 올라가 치료를 받는 자세로 눕게 한 후, 입안을 거울로 보여 주면서 개인별로 맞춤교육을 하는 방식이었다.

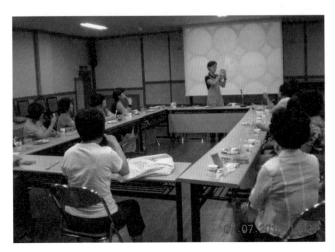

그림 4-6 2010년 장애인 보호자 교육.

교육 효과가 좋아서 재교육 요청이 계속 있었고, 2010년부터는 이용자 교육 연 4회와 보호자 교육을 연 2회 진행하였다. 2011년에는 대상자를 확대하여 주간보호센터 이용자 연 8회 교육을 하였고, 재가 장애인들과 활동보조인들도 구강건강교육을 받았다. 2012년에도 연 8회 교육으로 지속적인 재교육을 진행하였고, 2013년에도 연 8회 교육으로 동일 대상자들을 추적 관찰하며 맞춤교육을 진행하였다.

이 교육을 진행하는 동안, 동일한 대상자에게 계속 교육한다는 개념의 롤 모델 프로그램이 없어서 내용을 스스로 연구하고 만들어야 했다. 장애인마다 각자 구강위생관리를 하기가 어려운 특성들이 있어, 그 특성들을 파악하고 맞춤식 프로그램을 만들어 적용하면서, 장애인의 변화에는 기본 3년은 걸린다는 것을 알았다.

특히 장애인의 구강 근육은 평소에 잘 사용하지 않아 굳어 있고, 마치 딱딱한 나무토막 같은 상태가 많았다. 어떤 사람은 입만 벌리는 것도 겁이 나고 두려워서 2년이 지나서야 입을 벌리기도 하였다.

2009년부터 딱딱한 구강 근육을 풀기 위해 장애인의 입속에 직접 손을 넣어 구강 내 마사지를 시행하였고, 구강 외 마사지도 시행해 보았지만, 큰 효과를 보기 어려웠다.

이 두 가지 방법은 스스로 구강위생관리에 협조하는 사람에겐 큰 도움이 되는 마사지였지만, 입술을 꼭 다물고 절대로 열지 않으려는 사람에겐 아무것도 할 수가 없었다. 얼굴 가까이 손을 대기도 어렵고, 입안으로 손가락을 넣을 수조차 없으니 구강 내 마사지나 구강 외 마사지를 시행하기 어려웠다.

어떻게 하면 장애인들에게 이 닦기가 두려움과 고통이 아니라고 알려 줄 수 있을까? 주변 치과의원에 방문하여 입만 벌리면, 충분히 견딜 정도의 불편함으로 정기적인 치과 검진이 가능하다는 것을 어떻게 알려 줄까?

어느 날 갑자기 너무 고통스러워 어딘가에 응급치료를 호소해야 하는 상태가 되지 않도록, 어떻게 무엇을 해 줄 수 있는지 실제적인 고민과 해결 방법을 찾기 시작했다. 이 고민이 새로운 구강 근육 마사지법을 고안하게 된 계기였다.

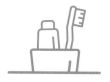

'정민숙구강내외마사지법' 연구

입을 벌리지 않으려 하는 사람과 자신의 입으로 다가오는 손을 물어 버리려고 공격하는 사람에겐, 먼저 입을 열 수 있도록 자극을 줘야 했다.

현장에서 만나는 장애인들은 근육 강직성과 사용하지 않은 근육 경직성이 너무 강해 입안에 손이나 칫솔을 집어넣기 어려웠다. 구강외 마사지 방법, 구강 내 마사지 방법, 타액 자극 방법도 효과가 적었다.

평소 사용하지 않은 구강 근육을 손가락으로 잡아 보면 너무 딱딱했다. 치매 노인 같은 경우에는 흐물흐물한 도토리묵을 잡는 기분이었다.

치아로 물려고 하는 공격에 다치지 않고 입안에 손가락을 넣으려면, 딱딱하게 굳어 있는 근육을 유연하게 만드는 것이 우선이라고 생각했다.

이전에 배운 2008년 사)대한치과위생사협회 노인·장애인 구강보건특별위원회의 '노인 구강건강증진을 위한 전문치과위생사 양성 과정'에 나오는 구강 내·외 마사지 방법도 다시 복습하였다.

그림 5-1, -2, -3 세 권의 책은 거의 외우다시피 공부했고 실제 많은 도움을 받았다. 하지만, 장애인 교육 현장에서 필요한, 꼭 다문 입을 열 수 있는 마사지 방법은 없었다.

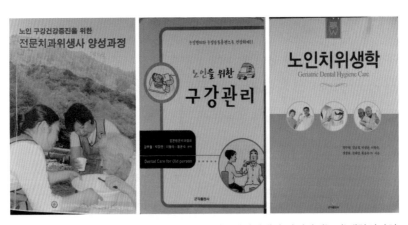

그림 5-1 2008년 《노인 구강건강증진을 위한 전문치과위생사 양성과정》, 사)대한치과위생사협회 출판, **그림 5-2** 2008년 《구강관리와 구강운동훈련으로 건강하게! 노인을 위한 구강관리》, 군자출판사, **그림 5-3** 2012년 《노인치위생학》, 군자출판사.

구강건강교육 현장 이야기

인터넷에서 구강 마사지 방법에 대한 동영상을 찾아보았다. 일본에서 올려놓은 동영상들이 많았다. 하지만, 역시 스스로 입을 열 수 있는 사람들에 대한 방법들이었고, 구강 내 마사지와 구강 외 마사지로 구분되어 있었다. 국내 병원에서 올려놓은 구강 마사지 방법도 있었는데, 재활 치료 용도의 잇몸, 볼, 혀 마사지 방법 등이었다.

많은 방법을 고민하다가, 근육주사를 맞았을 때 주사 맞은 부위가 딱딱하게 경화되는 것을 방지하고, 약효가 빨리 퍼지게 하도록 동그랗게 문질러 주는 행위를 참조하기로 했다. 많이 걸어서 종아리가 아플 때 주물러 주면 시원해지는 것처럼 근육에 직접 움직임을 주는 방법을 연구했다.

볼과 입술 근육의 유연함이 필요하니, 위쪽 근육 움직임 방향은 위에서 아래로, 뒤에서 앞으로 하고, 아래쪽 근육 움직임 방향은 아래에서 위로, 뒤에서 앞으로 하였다.

표현은 아주 쉬우면서 행위도 단순하게 정리했다. 내 입으로 직접 실습을 해 보니, 타액 분비 자극도 금방 되었다. 이 방법을 현장에서 직접 사용한 것은 2012년 이전으로 기억나는데, 현재 가지고 있는 자료로는 2012년 5월 15일부터 장애인 구강건강교육 현장에서 직접 마사지하는 사진으로 남아 있다.

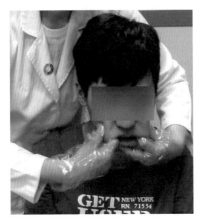

그림 5-4-1 2012. 5. 15. 장애인에게 '정민 숙구강내외마사지법'을 시행.

이 방법을 배우는 사람들에게 어려운 전문용어를 사용하지 않고 설명하였다. 이 책에도 그 용어대로 표현하겠다. 장애인들이 따라 하기 어려워하기도 했으나 여러 회 재교육을 하면 그런대로 잘하였다. 노인들에게는 200여 명까지 동시에 실습교육을 했는데, 모두 적극적으로 열심히 따라 하였다.

엄지와 검지를 이용하여 구강 근육 안과 밖에서 정해 놓은 지점(씹는 근육 위와 아래, 입술 근육과 볼 근육의 경계 부위, 입술 근육)을 동시에 잡고 움직임을 주니, 볼 근육, 씹는 근육, 입술 둘레 근육이 유연해져 입안에 칫솔이나 손 넣기가 수월해졌다.

스스로 할 때와 다른 사람을 해 줄 때 입안에 들어가는 손가락이 달라지지만, 효과는 동일했다. 교육 현장마다 위생 장갑을 준비하여 교육에 참석한 모든 사람이 직접 실습하도록 진행하였다.

2016년부터 구강건강교육자로 살아가고자 하는 후배들이 내 교육 현장을 참관하고 싶다고 부탁하여, 임산부, 영유아, 초중고 학생, 노

구강건강교육 현장 이야기

인, 장애인 등 대상자별 교육 현장을 알려 준 후 여건이 되는대로 참관할 수 있도록 배려하였다.

교육 현장의 세세한 내용이나 방법들은 2004년도부터 현장 활동을 하며 쌓아 온 노하우였다. 그런데 참관자가 많아지고, 현장교육 자료를 받아 보는 곳이 많아질수록, 내 교육의 노하우를 인정하지 않고, 출처 없이 사용하는 경우도 발생하였다.

교육자는 어떤 과정을 수료하였다고 해서 현장에서 당장 교육을 진행하기 어렵다. 더구나 동일한 대상을 몇 년씩 추적하면서 교육할 때는, 현장에 적용하려면 더욱 구체적이고 포괄적인 내용을 만들 수밖에 없다. 그런 내용을 채우기 위해 다양한 학술 대회와 세미나에 참석하여 이론적 기반을 만들다 보면 몇 년의 세월이 걸리기도 했다.

이런 과정에서 나온 결과물들을 아무렇지도 않게 허락 없이 사용하는 사람도 있어, 내 이름을 붙여 '정민숙구강내외마사지법'이라고 명칭을 만들었다. 이 방법이 탄생하기까지 그 이전에 배운 마사지 방법이 있다. 그 방법에 대한 출처는 그림 5-1, -2, -3에 있다. 하지만 구강 외부 근육과 구강 내부 점막을 동시에 잡고 구강 근육 전체를 마사지하는 방법은 없었다.

자세한 설명은 다음 장에서 하겠다. 간단하게 설명하면 이렇다.

구강 근육을 안과 밖에서 엄지와 검지로 잡는다. 한 지점(6개의 지점을 만들었다.)을 동시에 잡은 후 움직임을 주면 놀랄 정도로 빠른 시간에 근육이 유연해진다. 근육이 유연해지면, 입안에 손가락을 넣어 구내 마사지를 시행한다.

먼저 마사지를 통해 아프지 않음을 경험한 장애인이나 치매 노인은 이후 공격성이 줄어들고 과도한 긴장을 풀기 때문에 이후에 칫솔을 집어넣어 구강위생관리 작업하기가 이전보다 훨씬 수월해진다.

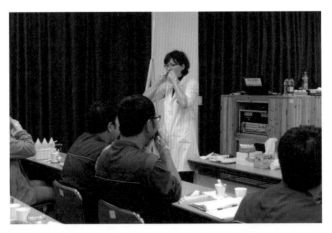

그림 5-4-2 2014. 10. 16. 장애인 시설 종사자들에게
'정민숙구강내외마사지법'을 알려 주고 실습하고 있는 장면.

구강건강교육 현장 이야기

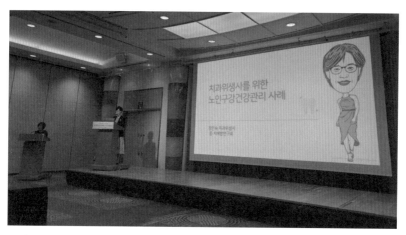

그림 5-5 2019. 7. 7. 사)대한치과위생사협회 종합 학술 대회에서 노인 구강건강관리 사례 발표. 보수교육을 신청한 치과위생사들에게 '정민숙구강내외마사지법'을 만드는 데 기본이 된 방법과 참고 도서 등을 소개하였다.

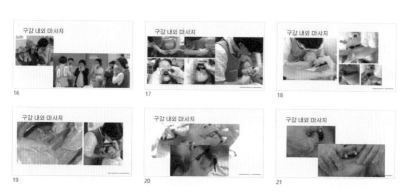

그림 5-6 2019. 7. 7. 사)대한치과위생사협회 종합 학술 대회에서 노인 구강건강관리 사례 발표 슬라이드 중 '정민숙구강내외마사지법'을 설명하는 사진들.

2019년 7월 7일에 사)대한치과위생사협회 종합 학술 대회에서 강연자로 '치과위생사를 위한 노인 구강건강관리 사례'를 발표하였다.

그림 5-6을 보면 발표 자료에 마사지 관련 내용을 집어넣어 자세하게 설명하였다. 임상이 아닌 장소에서 교육을 진행할 때 주로 시행하지만, 임상에서 치과 치료 전 이 방법을 미리 시행해도 좋다고 생각한다.

구강 근육이 유연하면, 볼이나 입술이 잘 젖혀져서 시야 확보에 좋다. 환자가 혀나 입술, 볼에 힘을 너무 많이 주면, 치과의사나 치과위생사도 기구를 잡은 손에 힘이 들어간다. 이런 상태로 치료가 끝나면 환자는 환자대로 피곤하고, 치과의사와 치과위생사는 어깨와 손목이 몹시 아플 때도 있다. 환자의 구강근육이 유연하면 시야 확보가 잘되고, 과도한 힘을 손목이나 어깨에 주지 않아도 되니 서로에게 좋은 일이다.

관련 학회에서 연구하여 수가를 책정하고, 행위료를 산정할 수 있으면 좋겠지만, 이 방법은 그런 경우가 아니니 청구할 수 없다. 그러나 이 방법을 시행하는 시간은 1분도 걸리지 않으니, 진료 의자에 눕기 힘들어하는 사람에게 해 준다면 마음의 문이 열려 치과 치료를 받는 시간이 조금이라도 편안할 것 같다.

이 마사지 방법은 2020년 10월 26일, 한국일차보건의료학회 제3차 통합 돌봄 웨비나 온라인 화상회의에서도 발표하였다.

구강건강교육 현장 이야기

과도하게 긴장하여 굳은 입술 근육과, 평소 사용하지 않은 나무토막 같은 볼 근육이 부드러워지면서 입안을 들여다볼 수 있도록 해 주는 이 방법이 많은 곳에서 시행되기를 바라는 마음으로 웨비나 발표 자료를 학회에 제공하였다. 한국일차보건의료학회 정회원은 홈페이지(http://www.koreanaphc.or.kr/) 자료실에서 다운로드 가능하다.

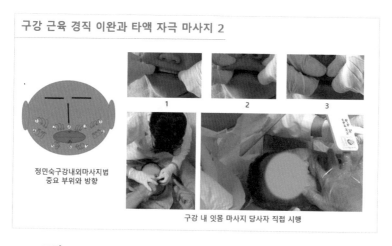

그림 5-7 2020. 10. 26. 한국일차보건의료학회 제3차 통합 돌봄 웨비나 온라인 화상회의 발표 내용 중 구강 근육 마사지 방법 설명.

🦷 '정민숙구강내외마사지법' 정리

1) 손가락 잡는 지점

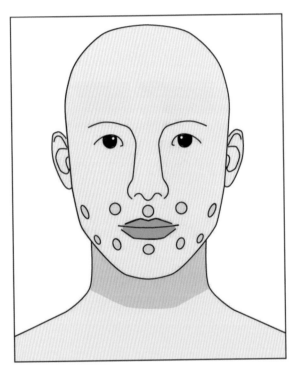

그림 6-1 중요 SPOT.

구강건강교육 현장 이야기

2) 6개의 지점과 방향

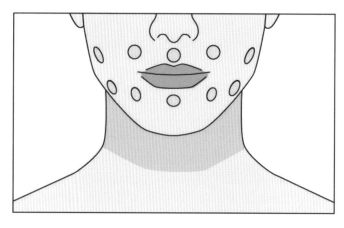

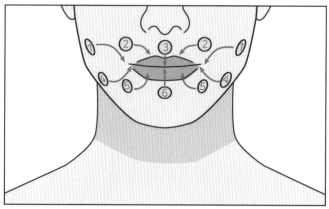

그림 6-2 6개의 SPOT과 움직임 방향. 같은 행위를 3회씩 한다.

3) 오른쪽 지점

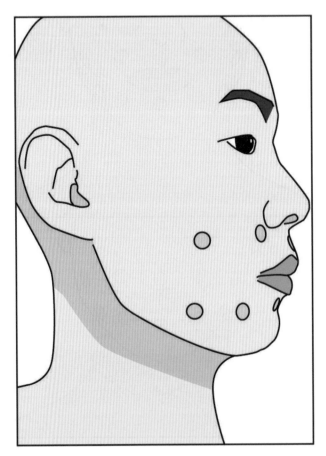

그림 6-3 오른쪽 얼굴의 중요 지점.

4) 왼쪽 지점

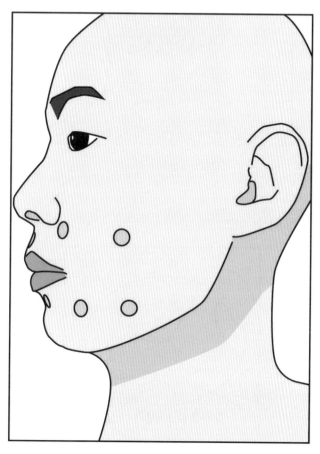

그림 6-4 왼쪽 얼굴의 중요 지점.

5) 1번 지점을 잡고 마사지하는 방법 (3회 시행)

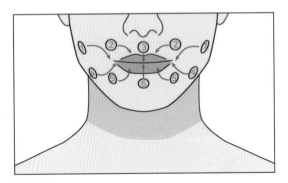

그림 6-5 중요 지점과 방향.

5-1) 스스로 마사지하는 방법

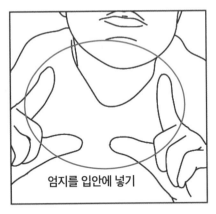

엄지를 입안에 넣기

그림 7-1 손 깨끗이 씻고 양손 엄지와 검지 준비.

구강건강교육 현장 이야기

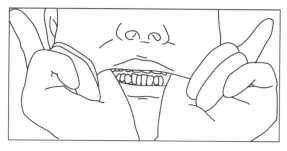

그림 7-2 엄지를 한 마디 반이 넘게, 위 치아와 볼 사이의
1번 위치(제일 뒤쪽 어금니 옆)까지 넣기.

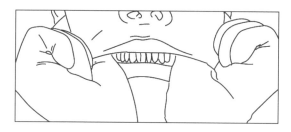

그림 7-3 검지를 볼 바깥에서 1번 위치(엄지가 대고 있는 위치)까지
넣어 엄지와 맞닿게 하여 볼을 잡기.

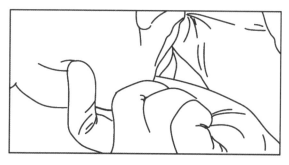

그림 7-4-1 1번 위치 볼 잡은 모습.

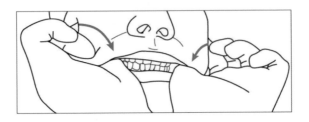

그림 7-4-2 1번 위치에서 움직이지 말고 양 볼을 위에서 아래로, 뒤에서 앞으로 부드럽게 반 동그라미를 그리며 잡아당긴다.

1번 위치에서 양쪽으로 동시에 손가락을 집어넣어 움직임을 주면 귀밑에 있는 침샘이 자극되어 볼 점막이 촉촉해지는 것을 느낄 수 있다. 이때 손가락 잡는 지점은 벗어나지 않는다. 그러면 손가락 잡은 뒤쪽 부분의 근육이 땅겨진다.

평소 입술을 잘 다물고, 음식도 잘 씹어 먹는 사람들의 볼 근육은 탄력 있고 비단 천처럼 부드러우며, 손에 잡히는 볼 부분이 굉장히 얇다.

씹기나 삼키기, 입 벌리기가 어려운 사람들은 손에 잡히는 볼 근육이 굉장히 두툼하고 딱딱하다. 행위를 세게 할 필요가 없이 부드럽게 당길 수 있는 만큼 반 동그라미를 그리며 당겨 준다. 이 행위를 3회 연달아 하면 마치 동그라미를 그리며 움직이는 것처럼 보인다. 손을 반드시 깨끗하게 씻고 해야 하며, 손톱이 길면 상처가 날 수 있다.

장애인들은 볼과 치아 사이에 손가락을 넣어 구강 안과 밖에서 잡는 행위를 어려워한다. 치매 노인 경우도 마찬가지로 어려워하지만, 대부분은 손가락을 입안에 넣어 따라 하는 데 큰 무리가 없다.

5-2) 다른 사람 마사지해 주는 방법 (대상자 뒤, 얼굴의 3시나 9시 방향에 위치하거나, 또는 대상자가 누운 상태에서 얼굴을 내려다보며 하는 자세)

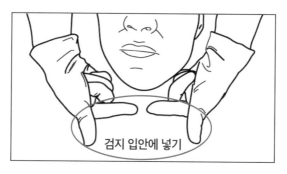

검지 입안에 넣기

그림 7-5 검지와 엄지 준비하기. 검지 입안에 넣을 준비하기.

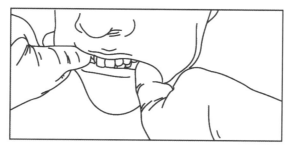

그림 7-6 검지를 두 마디 정도 집어넣으면 제일 뒤쪽 어금니 옆 1번 위치에 닿는다.

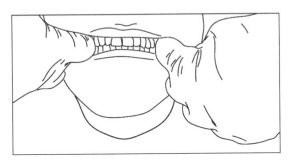

그림 7-7 앞에서 보면 이런 모습이다. 겨울에 입술이 너무 건조한 상태에서는 상처가 날 수 있으니 입술 보호제를 바르고 시행한다.

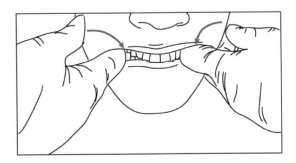

그림 7-8 1번 지점을 검지와 엄지로 잡은 후 위에서 아래로, 뒤에서 앞으로 반 동그라미를 그리며 당겨 준다.

오래 서 있거나 많이 걸어서 종아리가 아플 때, 손으로 그 부분을 조물조물 풀어 주면 시원한 것처럼, 1번 위치에서 '정민숙구강내외마사지법'을 시행하면, 마사지 받는 사람이 시원해한다.

4번 위치에서 할 때도 마찬가지다. 평소 사용하지 않은 근육들을

구강건강교육 현장 이야기

풀어 주면 그 시원함은 당사자가 제일 잘 안다.

6) 2번 지점을 잡고 마사지하는 방법 (3회 시행한다)

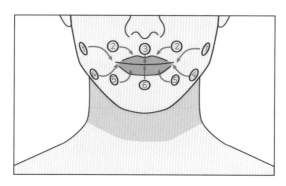

그림 6-5 중요 지점과 방향.

6-1) 스스로 마사지하는 방법

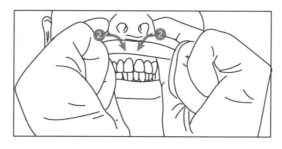

그림 8-1 2번 위치에서 엄지와 검지로 입술을 잡고 인중 방향으로
위에서 아래로, 뒤에서 앞으로 반 동그라미를 그리며 당겨 준다.

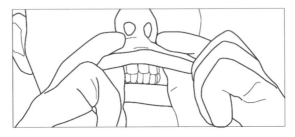

그림 8-2 2번 위치에서 입술을 마사지하는 모습.

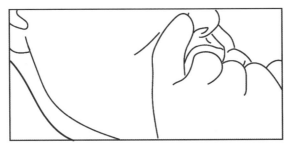

그림 8-3 손가락은 2번 위치에서 벗어나지 않고 꼭 잡고 있어야 한다.

6-2) 다른 사람 마사지해 주는 방법 (대상자 뒤, 얼굴의 3시나 9시 방향에 위치하거나, 또는 대상자가 누운 상태에서 얼굴을 내려다보며 하는 자세)

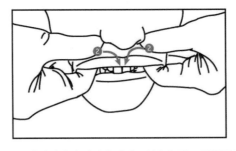

그림 8-4 2번 위치에서 검지와 엄지로 입술을 잡고 인중 방향으로 위에서 아래로, 뒤에서 앞으로 반 동그라미를 그리며 당겨 준다.

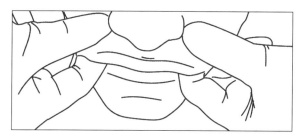

그림 8-5 2번 위치에서 검지와 엄지는 고정한 후 인중 방향으로
위에서 아래로, 뒤에서 앞으로 반 동그라미를 그리며 당겨 준다.

　2번 위치는 입둘레 근육과 음식물 먹는 데 관여하는 근육이 만나
는 지점이다. 입술을 반 동그라미를 그리며 잡아당기면, 2번 위치 뒤
에 있는 근육이 쫙 펼쳐진다. 따라 하기도 아주 쉽다. 1번 위치에서 마
사지한 후 바로 앞으로 이동하여 2번 위치에서 시작하면 된다. 인중
방향으로 입술이 주름치마 접히듯이 살짝 겹치는 정도로 해야 한다.

　1번과 2번 위치를 잡고 마사지를 하면 볼과 입술에 유연성이 좋아
진다. 식사할 때 볼의 움직임이 유연해서 음식물 섭취하기가 좋다. 얼
굴 표정을 풀어 주는 데도 도움이 된다.

7) 3번 지점을 잡고 마사지하는 방법 (3회 시행한다)

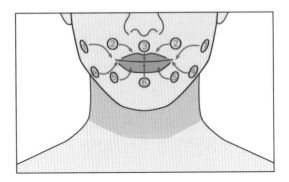

그림 6-5 중요 지점과 방향.

7-1) 스스로 마사지하는 방법

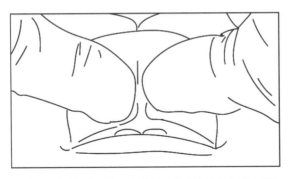

그림 9-1 윗입술 가운데 오리 발 물갈퀴 같은 입술 소대가 있다.
소대 양쪽 옆에 정확하게 엄지를 위치한다.

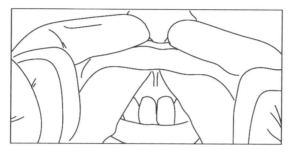

그림 9-2 엄지와 검지로 3번 위치를 잡는다.

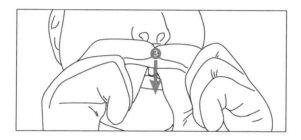

그림 9-3 3번 위치에서 입술을 아래로 잡아당긴다.
이 방법은 보통 많이 사용하는 방법이다.

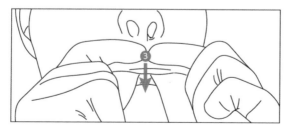

그림 9-4 아랫입술을 덮을 수 있도록 부드럽게 잡아당긴다.

7-2) 다른 사람 마사지해 주는 방법 (대상자 뒤, 얼굴의 3시나 9시 방향에 위치하거나, 또는 대상자가 누운 상태에서 얼굴을 내려다보며 하는 자세)

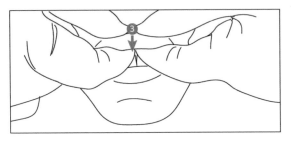

그림 9-5 3번 위치에서 윗입술 소대 양 옆에 검지를 집어넣고 외부에서 엄지로 잡은 후 입술을 아래로 잡아당긴다.

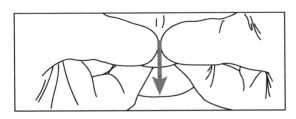

그림 9-6 아랫입술을 덮을 수 있도록 부드럽게 잡아당긴다.

3번 위치에서 마사지하면, 윗입술이 유연해지면서 손가락을 치아와 입술 사이에 집어넣기도 수월하고, 칫솔을 집어넣어 치아와 잇몸 사이도 닦을 수 있다. 타액 분비도 촉진되어 점막이 촉촉해지는 것을 느낄 수 있다.

구강건강교육 현장 이야기

8) 4번 지점을 잡고 마사지하는 방법 (3회 시행한다)

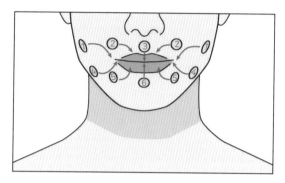

그림 6-5 중요 지점과 방향.

8-1) 스스로 마사지하는 방법

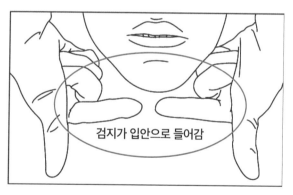

검지가 입안으로 들어감

그림 10-1 검지가 안으로 들어가고 엄지가 밖에 위치한다.

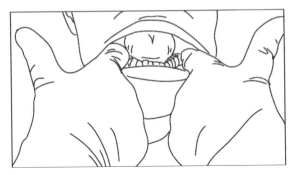

그림 10-2 아래 치아 제일 뒤쪽 어금니와 볼 사이에
검지 두 마디가 들어가게 4번 위치에 집어넣는다.

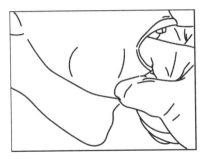

그림 10-3 옆에서 본 모습.

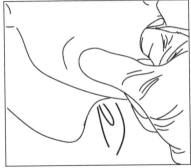

그림 10-4 엄지를 4번 위치에 고정해서
입안의 검지와 볼을 잡은 모습. 손가락은
계속 이 위치에 고정한다.

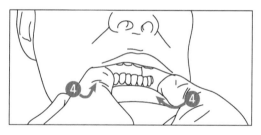

그림 10-5 4번 위치에서 아래에서 위로, 뒤에서 앞으로
볼을 반 동그라미 그리며 잡아당긴다.

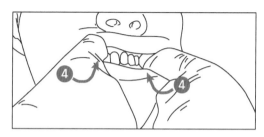

그림 10-6 4번 위치에서 아래에서 위로, 뒤에서 앞으로
볼을 반 동그라미 그리며 잡아당긴다.

8-2) 다른 사람 마사지해 주는 방법 (대상자 뒤, 얼굴의 3시나 9시 방향에
위치하거나, 대상자가 누운 상태에서 얼굴을 내려다보며 하는 자세)

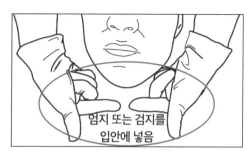

그림 10-7 엄지 또는 검지를 입안으로 넣음.

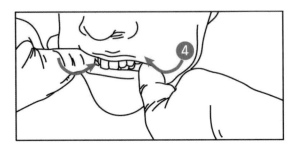

그림 10-8 검지를 아랫볼과 제일 뒤쪽 어금니 사이에 두 마디 정도 집어넣음.

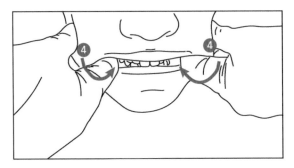

그림 10-9 엄지와 검지를 4번 위치에 대고 잡는다. 아래에서 위로,
뒤에서 앞으로 반 동그라미를 그리며 잡아당긴다.

4번 위치에서 잡아당겨 올리면, 턱밑의 목 근육까지 당겨 올라옴
을 알 수 있다.

9) 5번 지점을 잡고 마사지하는 방법 (3회 시행한다)

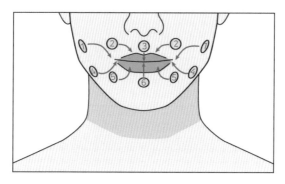

그림 6-5 중요 지점과 방향.

9-1) 스스로 마사지하는 방법

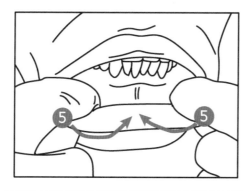

그림 11-1 5번 위치에 검지와 엄지를 잡고 아래에서 위로,
뒤에서 앞으로 반 동그라미를 그리며 당겨 올린다.

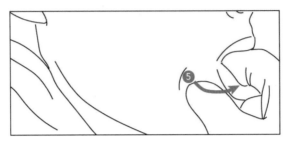

그림 11-2 5번 위치에 검지와 엄지를 잡고 아래에서 위로,
뒤에서 앞으로 반 동그라미를 그리며 당겨 올린다.

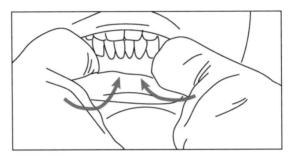

그림 11-3 5번 위치에 검지와 엄지를 잡고 아래에서 위로,
뒤에서 앞으로 반 동그라미를 그리며 당겨 올린다.

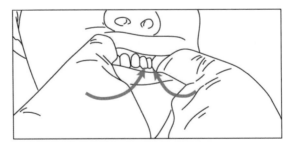

그림 11-4 5번 위치에 검지와 엄지를 잡고 아래에서 위로,
뒤에서 앞으로 반 동그라미를 그리며 당겨 올린다.

구강건강교육 현장 이야기

9-2) 다른 사람 마사지해 주는 방법 (대상자 뒤, 얼굴의 3시나 9시 방향에 위치하거나, 또는 대상자가 누운 상태에서 얼굴을 내려다보며 하는 자세)

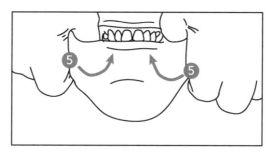

그림 11-5 엄지를 입안에 넣고 검지는 입술 외부에서 5번 위치에 대고 입술을 잡는다.

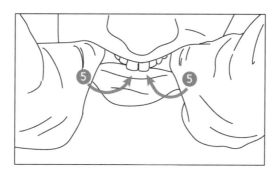

그림 11-6 5번 위치에서 아래에서 위로,
뒤에서 앞으로 반 동그라미를 그리며 입술을 잡아당겨 올린다.

5번 위치는 입둘레 근육과 씹는 근육이 만나는 지점이다. 이 부위를 엄지와 검지로 잡아서 아래에서 위로, 뒤에서 앞으로 반 동그라미를 그리며 입술을 잡아당겨 올리면, 턱밑의 목 근육까지 당겨 올라오는 것을 볼 수 있다.

볼 아래 5번 뒤의 근육도 주름진 치마를 팽팽하게 펼치는 것처럼 당겨진다. 입안에 상처가 있거나, 임플란트 수술받은 지 얼마 되지 않은 사람에게는 시행하지 않는다. 보통은 모두 무척 시원해한다.

10) 6번 지점을 잡고 마사지하는 방법 (3회 시행한다)

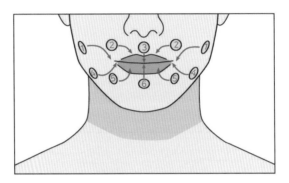

그림 6-5 중요 지점과 방향.

10-1) 스스로 마사지하는 방법

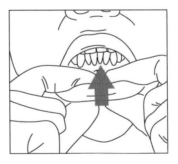

그림 12-1 검지는 아랫입술 사이 소대 옆에 위치,
엄지는 입술 외부 5번 위치에 가져간다. 꼭 잡고 위로 끌어당긴다.

구강건강교육 현장 이야기

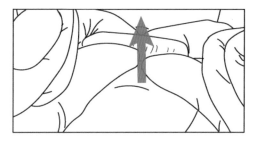

그림 12-2 아랫입술이 윗입술을 덮을 수 있도록 당긴다.

10-2) 다른 사람 마사지해 주는 방법 (대상자 뒤, 얼굴의 3시나 9시 방향에 위치하거나, 또는 대상자가 누운 상태에서 얼굴을 내려다보며 하는 자세)

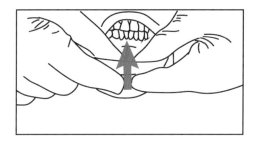

그림 12-3 엄지를 아랫입술 소대 옆에 위치시키고,
검지를 6번 위치에 댄 다음 입술을 잡고 위로 끌어당긴다.

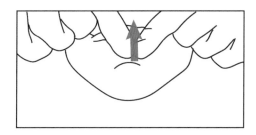

그림 12-4 손가락은 6번 위치에 고정하고 아랫입술만 윗입술을 덮을 정도로 끌어당긴다.

6번 위치에서 아랫입술을 끌어당기면 턱밑 목 근육까지 당겨 올라오는 것을 느낄 수 있다. 입술을 위나 아래로 간단하게 잡아당기거나 올리는 이 방법은, 3번 위치 방법과 함께 치과위생사들이 많이 사용하고 있는 마사지 방법이다. 세게 당기지 않아도 근육들이 연결되어 있어 턱밑 근육까지 이완이 된다. 3번과 6번 위치의 이 방법은 마사지 마무리 방법으로 집어넣었다.

6번 행위까지 동일한 행위를 3회씩 했을 때 걸리는 시간은 약 30초가 넘지 않는다. 마사지나 구강위생관리를 완강하게 거부하는 장애인의 경우는 좌우를 번갈아 하면 된다. 손가락이 치아와 치아 사이로 들어가지 않기 때문에 물릴 염려가 없다.

단단했던 근육이 풀리면서 손가락이나 칫솔이 들어갈 공간이 생기고, 뭉친 근육이 풀어지면서 시원함을 느끼면, 치매 노인이나 장애인이 조금씩 입을 벌려 협조하는 것을 자주 경험했다.

전신건강을 위하여 만성질환을 관리하려면 구강관리부터 해야 한다. 제일 먼저 입을 열어야 그다음 단계를 진행할 수 있다. '정민숙구강내외마사지법'은 치과위생사뿐만이 아니라 누구든지 따라 하기 쉬운 마사지법이다.

음식을 먹을 때도, 구강위생관리를 할 때도, 치과 치료를 받을 때도, 호흡할 때도, 유연한 근육은 삶을 편안하게 만들어 준다. 책만 보고도 따라 할 수 있도록 가급적 그림을 많이 실었다. 장애인의 경우 영·유아기부터 구강 근육을 부드럽게 해 주면 구강관리가 훨씬 수월해진다. 입안을 들여다보고 닦을 수 있도록 해 주기 때문이다.

3

두려움 불안
공포를 이겨야
벌릴 수 있는 입

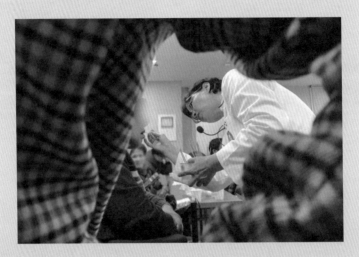

2019년 12월 지역장애인공동체 교육실에서 교육 중.

사진 출처: 주미영

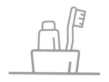

올린 두 손과 바닥에 닿지 않는 어깨

입안을 스스로 관리하지 못하는 사람은 누군가 그 사람 입안에 칫솔, 손가락, 필요한 구강위생용품 등을 집어넣어야 대신 관리해 줄 수 있다.

치과 진료를 받는 것은 치과의사나 치과위생사에게 내 치아를 맡기는 일이다. 비용을 준비해서 치료비를 내고, 당사자는 입을 벌리면 된다. 간혹 전신을 마취하여 마취된 시간 동안에 전문가가 치료한다.

그럼 평소에는 어떨까? 칫솔 없는 사람은 없다. 누구나 칫솔질하며 산다. 그런 줄 알았다. 하지만 칫솔질을 해 본 적이 없는 사람도 있다. 2020년에도 그런 사람들을 나는 만났다.

자신의 입안에 스스로 칫솔을 집어넣지도 않고, 타인의 손길도 거부하는 사람들. 이를 닦으면서 뱉지를 못하고 계속 삼키기만 하는 사람들. 그런 사람들에게 우린 무엇을 어떻게 해야 할까?

기저귀를 갈거나, 밥을 먹이거나, 온몸을 씻는 일. 누군가를 돌봐줄 때 쉬운 일은 하나도 없다. 그 일이 아무리 어렵다 해도 어떤 식으로든 해내고 있다. 하지만 구강관리를 거부하는 사람에겐 아예 그 관리를 포기해 버리고 만다. 그것은 강제로 하기가 무척 어렵고, 잘못해서 물리거나, 무엇인가를 삼키는 사고가 나면 더 힘겨운 상황이 될 수 있기 때문이다.

구강관리는 아주 쉬운 것 같으면서도 몹시 어려운 일 중 하나다. 모든 사람은 어떤 식으로든 음식을 섭취해야 한다. 콧줄이나 뱃줄로도 섭취한다. 사람은 먹어야 생명을 유지할 수 있기 때문이다. 입으로 먹어도, 입으로 먹지 않아도 입안 관리를 해야 하며, 치아와 잇몸과 점막에 해가 되지 않는 방법으로 닦아야 한다.

내가 구강건강교육 현장에서 만나는 사람들은 일상생활에 어려움을 겪거나 형편이 넉넉지 않은 사람들이 대부분이다.

지역아동센터 이용 아동이나 청소년, 시설의 장애인, 주간보호센터를 이용하는 장애인들, 자립 생활을 준비하는 장애인들, 자기 집에서 생활하고 있지만 스스로 구강관리하기 어려운 장애인, 노인들, 요양원에서 생활하는 치매 노인이나 거동이 불편한 노인.

치아가 하나도 없으면 치아 때문에 생기는 문제는 없겠지만, 잇몸의 문제나 구강 근력 저하의 문제, 씹고 삼키기의 어려움 등이 있다. 치아가 하나 이상 있어도 거의 대부분 잇몸에서 피가 나는 사람들이다. 잇몸 염증을 치료받지 않고 시기를 놓치면 턱뼈를 파괴하는 치주질환으로 진행한다.

이런 분들은 치과의원 문턱을 넘기 힘들다. 치과의원까지 이동하기조차 어려운 사람들도 많다. 치과를 방문해도 장애 정도가 심하면 일반 치과에서 치료받기 어렵다.

이런 환경의 사람들이 평소에 어떻게 먹고 생활하는지, 그리고 그렇게 살아가면 결과는 어떻게 나올지 한 번 생각하면서 읽어 주길 바란다. 보호자가 장애인을 충분히 돌볼 여유가 있거나, 장애인의 구강에 큰 문제가 없거나, 고가의 치과 치료를 감당할 경제적 여력이 있는 집안의 장애인은 예외다.

2020년엔 코로나19의 유행으로 서울의 장애인 관련 시설은 휴관 중이었는데, 잠시 확진자 추세가 주춤할 때가 있었다. 그때 장애인복지관 시설 운영을 재개할 수 있었고, 모 장애인복지관(2017년부터 4년째 교육을 진행) 이용자들을 위한 교육이 7월에 4회 예정됐다가 계속 연기되면서 결국 10월에 1회로 축소하여 진행하였다.

구강건강교육의 중요성과 효과를 잘 알고 있는 사회복지사는 어려운 와중에도 교육을 진행하고자 애썼고, 나는 구성원들의 안전을 위해 생활 방역을 실천하기 위한 매체들을 구매하길 부탁하였다.

이용자에 대한 구강건강교육이 3년 동안 잘 진행되어 이용자의 구강 상태가 교육 전보다 좋아졌는데, 사회복지사도 나도 올해 교육을 취소하면 이용자들의 습관이 이전 상태로 후퇴하지 않을까 걱정했다. 그래서 잊지 않고 구강위생관리를 현재 상태로 습관화할 수 있도록 1회라도 교육하기로 했다. 평소에는 16명 정도 서너 시간을 진행했는데, 코로나19의 전염이 무서워서 보호자들도 신청을 많이 하지 않아 6명과 진행하였다.

코로나19 때문에 2019년에 이미 일정 확정되었던 여러 지역의 대면교육 90%가 취소되었다. 그러나 장애인 교육은 관련 담당자들의 의지로 대면교육을 포기하지 않고 내게 의뢰하였다. 나는 2020년부터 2021년 현재까지도 교육하는 날에만 주로 외출했고, 교육이 없는 날에는 개인 활동을 거의 하지 않았으며 혹시라도 내가 감염원이 되지 않도록 조심했다.

대구에서 많은 사람들이 고통을 받던 시기인 2020년 5월부터 12월까지 7회 대면교육을 다녀왔다. 서울에서 내려가기 전 코로나19 유료 검사(검사 비용은 대구 장애인지역공동체가 후원했다.)를 받은 후 '음성' 결과를 통보받고 움직였다. 그 덕분에 대면 직접 교육을 진행하였지만, 이 글을 쓰는 현재까지 교육에 참여했던 구성원 모두가 코로나19로부터 안전하다.

코로나19 발생으로 전국 보건소에서 대면 구강보건교육 사업이 모두 취소되었다. 보건소에서 비대면으로 구강교육을 할 수 있는 물품을 집어넣어 꾸러미로 시설에 전달하면, 시설 종사자들이 꾸러미 물품들을 이용하여 진행하는 형식이 되었다.

이러한 형식의 새로운 교육 방법도 필요하지만, 직접 대면교육도 중요하기 때문에 감염으로부터 안전한 상태를 만들며 포기하지 않고 진행하였다.

장애인들에겐 특히 영상만 보여 줘서는 좋은 효과를 얻을 수 없으므로, 페이스 실드를 착용하고 마스크 벗고 칫솔을 입안에 집어넣어서 하는 직접 시범 실습을 했다. 교육 장소는 창문 열어 환기하고, 밀집 상태를 해소하려고 정부 발표 거리두기 단계를 확인 후 인원수를 제한했고, 마스크 착용과 손 세척, 체온 확인 등을 준수했다.

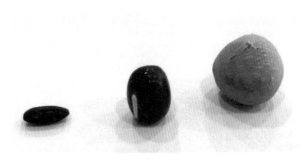

그림 13-1 흑미 한 톨, 팥 한 톨, 완두콩 한 톨.

4회 교육을 1회로 줄여서 하던 날. 첫 교육 내용은 새끼손가락 손톱 정도 콩알 크기의 치약을 칫솔에 가로로 눌러 짜기였다. 기존 참여자 (2017년부터 참여)와 신규 참여자(2020년부터 시작)가 있었다. 치약을 눌러 짠 후 입안에 칫솔을 넣어서 작게 진동하며 문질러 이를 닦는 방법을 배우는 시간이었다. 손끝 근육의 힘이 부족해 치약 눌러 짜기도 쉬운 일이 아니다.

신규 참여자만 이를 닦다가 타액이 고이면 계속 삼키고 있었다. 치약 거품과 타액을 꿀꺽꿀꺽 삼키며 내 시범을 보면서도, 열심히 본인만의 방법으로 이를 닦는 모습을 보니 너무 안타까웠다. 실습하는 도중에서야 이분이 뱉지 못한다는 정보를 전달받았다. 처음부터 알았

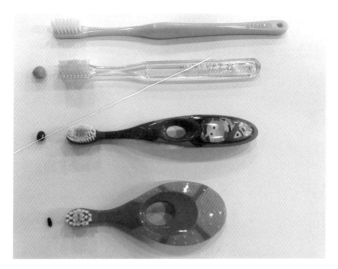

그림 13-2 치약 적당한 양과 눌러 짠 칫솔. 입안에 치아가 하나면 흑미 한 톨 정도의 치약을 사용해도 무방하다. 불소치약 적정 사용량 – 치아 20개 이하 : 흑미 한 톨 정도, 치아 20개~24개 : 팥 한 톨 정도, 치아 28개 : 완두콩 한 톨 정도.[8]

으면 치약 없이 실습했을 텐데. 평소에도 칫솔에 치약을 묻혀 이를 닦을 때마다 치약 거품을 삼켰을 것 같다.

---

8) 나나에 구라지(2007),《우리아이 평생 치아 건강》, 영진미디어. p.Ⅱ-14. '치약 묻히는 방법' 마루모리 겐지(2000),《새로운 칫솔질법(5~6학년 용)》, 나래출판사. p.32. '치약 사용할 때는 아주 조금만'

타우라 가즈히코 외(2003),《충치예방을 위한 불소의 활용 '누구에게나 가능하며 작은 노력으로 확실한 효과'》, 나래출판사. p.57 '불소배합치약의 1회 사용량은 콩알 크기가 적당합니다'

위 자료들에서 치약사용법을 참조한 후 연령과 치아개수를 감안하여 치약 사용량을 정리했다. 이는 유튜브에서 "2020 노인구강보건교육 자료"를 검색 후 "2020 노인구강보건교육 자료 - 칫솔질"을 선택하면 동영상 시청이 가능하다. https://www.youtube.com/watch?v=ScRwZx3i8-s

집체 교육이 모두 끝나고 개별 교육은 치과 진료의자에 눕는 것처럼 매트리스를 깔아 놓고 그 위에서 진행했다. 두 손은 배꼽 위에 올리고, 자신의 입안에 다른 사람의 손이 들어가는 것을 미리 경험하는 방식이다.

혹시 아프거나 불편할 때는 한 손을 들어 올려 신호를 주라고 했다. 모두가 치과 치료를 받을 때의 마음가짐과 자세에 대한 예행연습인 셈이다. 이렇게 훈련하면 자신의 손으로 내 손을 잡지 않는다. 그 상태로 실습이 가능하면 치과의원 방문을 권한다.

많은 장애인이 이 단계를 거부한다. 눕는 것 자체를 싫어하고 무서워한다. 눈에는 공포심과 두려움이 가득 차 있다. 이 사람과 다시 만날 수 있을까? 이 사람은 오늘 교육을 제대로 받지 않아도 차후에 좋아질 확률이 있을까?

이런 내용을 항상 고민한다. 이 과정은 내게도 너무 고통스럽고 힘들기 때문이다. 하지만 현재 상태로 있으면 구강건강이 점점 안 좋아지고, 전신건강에도 영향을 미치니, 각오를 단단히 하고 교육해야 한다.

장애인들은 신뢰가 쌓이지 않으면 절대로 눕지 않는다. 그림 13-3

의 사람은 윗몸일으키기하듯
이 상반신을 들어 올리고, 양
손도 위로 올렸다.

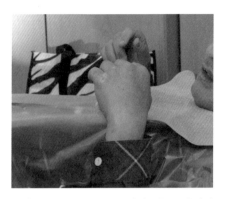

체격이 크면 손을 잡는 것만
으로는 압박할 수 없기 때문에
억지로 눕히지는 않는다. 손을
위로 올리는 행위는 자신의 입

그림 13-3 2020. 10. 22. 개별교육 중 올라간 두 손.

주변으로 다가오는 모든 것을 허용하지 않겠다는 자세다. 평소에는
입이 벌어져 있지만, 이 순간에는 사생결단으로 입술을 다문다.

담당 사회복지사 선생님들이 옆으로 와서 부드럽게 말해 주고 손
을 올리지 못하도록 꽉 잡고 나서야, 나는 그 사람 얼굴을 보면서 내
소개를 하고, 내 말을 잘 알아듣지 못해도 무엇을 할지 이야기한다.
이분은 입을 크게 벌리거나 다물기만 했다. 중간 정도로 벌리지도 못
했다. 그래도 자신의 입안에 타인의 손이 들어가도록 허락하고 1회 경
험을 했으니, 2021년 8월에 다시 만나는 날에는 좋은 변화가 있으리
라고 기대한다.

가끔 어떤 분들은 침을 뱉거나, 순간적으로 공격을 하기도 하지만,
대부분의 장애인은 그렇지 않다. 소리를 지르기도 하고, 입술을 꼭 다

물거나 치아를 꽉 깨물고 있다. 타인을 공격하지 않고 스스로 '나에게 이렇게 하는 것이 싫어요'라고 온몸으로 표현할 뿐이다.

구강건강교육은 전문적으로 구강 전체에 대해 알아야 하고, 구강위생관리 방법도 제대로 알아야 가능하다. 치과위생사가 매일 가서 교육할 수가 없다. 교육 예산도 어느 시설이든 아예 없거나, 항상 부족하다.

교육 기회가 왔을 때, 구강상태가 안 좋은 장애인은 거부하는 손과 발을 압박해서라도, 다른 사람 손이 자신의 입안에 들어와도 괜찮고, 칫솔을 집어넣어 닦을 때도 많이 아프지 않고 견딜 수 있는 정도임을 경험시켜야 다음부터 좋아진다. 그 첫 문턱을 넘는 데 다른 방법은 아직 찾지 못했다. 전신마취하고 치과 치료를 받아도 이 과정이 없으면 구강건강은 다시 나빠진다. 우아한 봉사심이나 친절한 태도, 측은지심으로는 문제를 해결하기 어렵다.

모든 장애인 구강건강교육은 마사지부터 시작한다. 단단한 근육이 조금 유연해지면, 칫솔을 집어넣어 이를 닦는다. 그러다 보면 처음보다 많이 협조한다. 손과 발을 다른 사람들이 붙잡고 있어도, 입안을 닦고 나면 생각보다 아픈 것이 덜하고 개운한 느낌이 들기 때문이다.

구강건강교육 현장 이야기

이런 실습을 거부하더라도, 포기하지 않고 계속 시도하면, 시간이 지나 누워서 교육을 받는다. 그 시간이 연 10회나, 연 4회 이상 진행했을 때 3년 걸린 사람도 있고, 1년 반 동안 시도한 사람도 있었다. 더 자주 만난다고 해서 변화가 더 빨리 오지는 않았다.

이렇게 변화하려면 상대방의 마음을 움직여야 한다. 나와 라포가 형성되어 마음의 문을 열면 스스로 매트리스 위에 앉은 내 무릎 위에 머리를 올리고 눕는다. 두 손은 배꼽 윗부분에 포개 놓고 입을 벌리면, 주변 치과의원에 가도 되는 단계다. 또는 시설에 이동치과진료버스가 왔을 때 진료 의자에 올라가 누워 진료를 받을 수 있다.

사실 이런 변화가 언제 올지는 모른다. 마음속의 초인종이 언제 눌려 문을 열게 될지는 모르지만, 이런 변화는 추운 겨울을 지나 수줍게 찾아오는 아주 부드럽고 따뜻한 봄바람 같다.

이런 변화를 만들기 위해 내가 쏟는 에너지와 긴장과 힘겨움을 다른 사람은 알 수가 없다. 그 공간에서 아무도 다치면 안 되기 때문이다. 오로지 나만 느끼는 과정들이다. 서너 시간씩 이런 과정을 진행하면 집에 가서 며칠을 앓아눕는다.

많은 부분을 재능 기부로 활동하고 우리 집 가계부를 헐어 오히려 도움을 줘야 하는 사람들. 쉽고 좋은 길은 내게 오지 않고, 아예 길이 없거나 자갈밭인 길이 주로 펼쳐졌다.

앞서 이야기했듯이 우리 동네 초등학교에서 7년 동안 전 학년 교육을 진행했다. 두 살 터울 우리 집 두 아이가 다닌 학교다. 처음엔 1~2학급에서 재능 기부로 진행하다가, 3년 후에는 학교에서 교육청 예산을 받아 강의료를 지불했다. 그 비용은 유료 자원봉사 정도의 금액이었다.

1학년에 입학한 학생들을 6학년 졸업할 때까지 연 1회 교육해 본 결과, 1년 1회라도 지속적인 교육은 큰 효과가 있음을 발견했다. 데이터는 만들지 못했지만, 학교 보건 선생님은 치과주치의사업을 통해 학생들의 구강병 발생 빈도가 증가하지 않았음을 알려 주면서 구강건강교육의 힘이라며 고마워하였다.

지역아동센터는 동일한 개소를 5년 동안 진행하였다. 이용 학생들의 변화 역시 재교육이 진행될수록 크게 나타났다. 3년 차가 되면 계속 교육을 받은 학생들과 새로이 참여한 학생 사이에 차이가 나타난다.

계속 교육을 받은 학생들은 교육 전보다 산만함이 줄어들고, 자신의 구강건강관리에 필요한 질문에 대한 답변도 잘한다. 겉으로는 귀찮다고 말하면서도 이 닦는 것을 제대로 실천하며, 껌이나 날고구마 등을 이용한 씹기도 잘한다.

모 지역아동센터에서 교육 후 저녁식사 시간에 있던 날이었다. 학생들이 센터에서 제공하는 저녁을 먹을 때 살펴봤더니, 자세를 바로 잡아 신체에 압박을 주지 않고 음식물을 먹고 있어, 스스로 균형 잡힌 성장을 할 수 있도록 실천하고 있었다.

이런 변화는 임상치료가 아니라 생활습관의 변화로 만든 것이다. 주어진 구체적인 환경에서 스스로 실천할 수 있게 교육 프로그램을 만들고 진행해야 한다.

그럼 어느 지점에선가 반드시 변화가 나타난다. 그 변화가 나타났을 때 당사자가 환하게 웃는 얼굴이라든가, 당당한 얼굴 표정 등은 환경에 굴하지 않고 살아갈 힘이 생겼다는 것을 의미한다.

그런 힘을 만드는 데 작은 역할을 한 것에 만족할 뿐이다. 내가 주는 것에 대하여 그들이 다시 내게 돌려줄 수 있는 것도 없다. 그런 만남은 바람 같아서 나와 끈끈한 인연으로 이어지지 않는 경우가 태반이다. 내가 사는 지역에서 워낙 멀기도 하고, 담당자의 이직이라도 있으면 당장 관계의 끈이 끊어지기도 한다.

이런 활동이 모래성 같기도 하고 어느 땐 허망함이 너무 커서 매번 '올해만 하고 이제 그만해야겠다'라고 생각했지만, 오십 중반 나이가 되었는데도 여전히 활동하고 있다. 손 내미는 사람들에게 살아갈 힘을 주는 이 일을 이젠 즐겁게 받아들이고 있다.

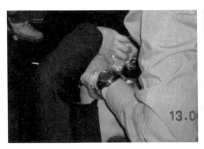

그림 13-4 2010. 4. 13. 눕긴 했지만, 입 속으로 집어넣는 것을 거부하는 손.

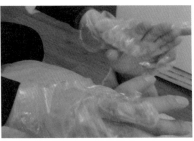

그림 13-5 2017. 10. 27. 눕긴 했지만, 모든 것을 거부하는 올린 두 손.

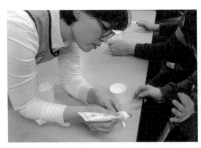

그림 13-6 2017. 3. 10. 치약 묻히는 방법을 알려 주는데도 뭔가 할까 봐서 올리고 있는 손.

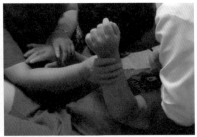

그림 13-7 2019. 8. 27. 마사지만 하는데도 격렬하게 거부하는 올린 두 손.

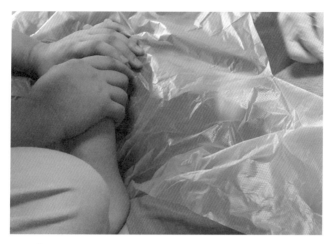

그림 13-8 2020. 7. 23. '정민숙구강내외마사지법'을 시행할 수 있도록
장애인의 올린 손을 내려 꼭 잡는 활동지원사의 두 손.

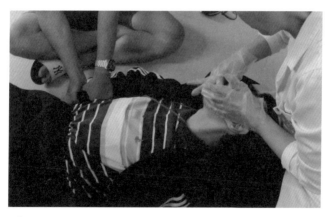

그림 13-9 2019. 9. 25. '정민숙구강내외마사지법'과 이 닦기를 할 수 있도록
세 사람의 사회복지사와 활동지원사가 양팔과 다리를 잡고 있다.

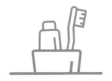

날 괴롭히지 말아요

그림 13-9를 보면 책상다리로 앉은 내 무릎 위에 머리를 대고 누운 사람이 있다. 20대 청년으로 기억한다. 장애인 관련 시설에서 독립해 자립 생활을 준비하고 있는데 항상 입을 다물고 있다고 했다.

교육 시간에 이 닦기 실습을 다른 사람들은 따라 했는데 그분만 따라 하지 않아서 눈여겨보고 있었다. 하지만 그 장소는 돗자리도 없고 그 사람에게 누워서 하는 개별 실습을 진행할 여건이 되지 않았다.

사회복지사는 책상 위에서라도 누워서 실습했으면 좋겠다고 했으나 혹시나 떨어지면 큰일이라 할 수 없었다. 그래서 다음에 또 이런 교육을 받을 수 있을지 없을지 알 수 없으니, 그냥 교육실 바닥에 눕혀서 입안이라도 보고 이 닦기라도 하자고 했다.

구강건강교육 현장 이야기

교육실 바닥에 내가 먼저 앉고, 사회복지사와 활동지원사들이 그 사람을 바닥에 눕혔다. 설득하거나 설명할 시간이 없었다. 사회복지사 세 사람이 양팔과 다리를 잡았다.

그 사람은 소리를 지르며 입도 벌리지 않고 거부하였지만, 나는 그에게 인사를 하고 '정민숙구강내외마사지법'을 먼저 하였다. 단단한 구강 근육이 유연해져서 검지를 집어넣어 구강 내 마사지를 시행했다. 그리고 준비된 칫솔을 우느라 벌린 입안에 재빨리 집어넣어 치아의 두 면을 한 번에 닦는 방법[9]으로 이를 닦고 재빨리 입 밖으로 꺼내는 방식으로 이 닦기를 했다.

잇몸은 흐물거리고, 칫솔이 닿자마자 피가 나왔다. 정확하고 빠르게 치면세균막을 닦아 내면서 잇몸 밖으로 빠져나오는 끈적거리는 핏덩어리들을 칫솔로 걷어 내야 한다. 이 과정은 아무리 빠르게 해도 10분 이상은 걸린다.

---

9) 치아의 두 면을 한 번에 닦는 방법은 아래 동영상에서 시청 가능하다.
유튜브에서 "2020 노인구강보건교육 자료"를 검색 후 "2020 노인구강보건교육 자료 - 칫솔질"을 선택. https://www.youtube.com/watch?v=ScRwZx3i8-s
이 방법은 대한구강보건교육학회 학술집담회에서 조현재(2016),《각 칫솔질 방법 제대로 알아보기》와 조현재(2019),《칫솔질 방법에 따른 치면세균막 제거 효과와 TBI시 고려할 점》에서 배웠다. 교육현장에서 여러 가지 이 닦기 방법 중 하나로 이것을 가르쳤는데, 특히 유아나 장애인, 치매 노인들에게는 배우기도 쉽고 치면세균막 제거율도 높았다.

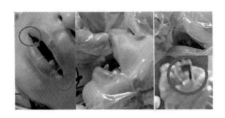

그림 14-1 2019. 8. 27. 입술 양 끝에 상처. 부드러운 마사지. 손가락에 묻어 나오는 점조도 높은 타액. 칫솔에 묻어 나온 충치와 잇몸에서 만들어진 염증 덩어리.

하다 보면 당사자도 시원함을 느끼기 때문에 거부의 몸짓이 줄어든다. 주변에 있던 다른 사람들은 이 사람의 입안 상태를 이날 처음 봤다. 보기만 해도 얼마나 아플지 모두 걱정 가득한 얼굴로 곁을 지켰다.

비어 있던 컵에 한가득 핏덩어리와 타액을 뱉고 나서야 이 닦기가 끝났다. 물로 입안을 헹구는 방법까지 배우고 나서 자신의 자리로 돌아가서 앉았다. 다른 장애인 참여자들은 모두가 그의 이 닦기가 끝날 때까지 각자 자리에서 조용히 기다렸다.

"이를 닦고 나니 시원한가 봐. 웃네요. 생전 처음으로 이를 닦은 거예요." 말로 대화를 나누지 못하니 담당 사회복지사들과 활동지원사들은 표정으로 비언어적 대화를 나눈다. 당사자의 그 미소를 직접 보진 못했어도 사회복지사의 그 말을 듣고 '아, 다행이다'라고 생각했다.

장애인들은 두 팔과 다리를 붙들린 상태에서 원망과 두려움이 가득한 눈빛으로 날 보다가, 이 닦기를 하면 두려움의 눈빛에서 고통의 눈빛으로 변한다. 온몸으로 "나를 괴롭히지 마세요."라고 말하는 것

구강건강교육 현장 이야기

같다. 나는 매번 그런 눈빛을 보면 너무 슬프다. 아무리 최선을 다해 그들의 아픔을 해결하는 데 도움을 줘도, 그 도움이 뭔지 잘 모르니까 온전하게 좋아하기 어려워한다.

그래도 이 닦기를 마친 후 수줍게 웃던 모습은 내게 보내는 최고의 고마움 표시라고 생각했다. 그 웃음으로 그 순간의 힘겨움은 또 잊어 버린다.

앞에서 이야기했던 장기 입원으로 비어 있던 방의 주인과 진행했던 개별 교육 이야기를 다시 해 보련다. 이 사람은 시설에서 나와 생활한 지 오래되지 않았고, 평소에는 입을 벌리고 있지만, 이를 닦아 주려고 하면 꼭 다물어 버려서 활동지원사가 구강위생관리를 해 줄 수 없다고 했다. 활동지원사와 담당 사회복지사는 친절했으며 진심으로 이 사람을 걱정하였다.

그림 14-1의 입술 양 끝을 보면 상처가 보인다. 2019년 8월에는 입가에 상처가 있었는데, 2020년 5월에 만났을 때는 입가 상처가 없어졌다. 구강건강 상태가 좋아짐이 입가 상처의 사라짐에 영향을 끼치지 않았을까 생각한다.

2019년에 만났을 때보다 구강 상태는 좋아졌는데 전신건강이 안 좋아져서 힘겨운 상태였다. 그림 14-1을 보면 입을 항상 벌리고 있어 입안이 말라 있는데, 그나마 나오는 타액은 너무 끈적거려서 잘 끊어지지 않았다.

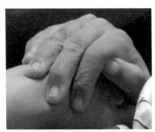

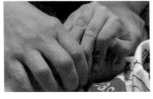

그림 14-2-1 / 그림 14-2-2 2019. 8. 27. 꽉 쥔 손 위를 살포시 잡고 있는 활동지원사의 손.

입안을 들여다보기 위해 구강근육마사지를 시작하니, 너무 긴장해서 두 손을 꽉 쥐었다. 보기만 해도 손과 어깨에 쥐가 날 정도였다. 장애인들이 이런 과정을 얼마나 무서워하는지 몸을 덜덜 떨 정도라 교육은 친절하지만 단호해야 진행할 수 있다.

그 꽉 쥔 손을 항상 같이 있는 활동지원사가 살포시 위에서 토닥이듯이 잡았다. 입가 상처가 벌어지지 않게 입술 보호제를 바른 후, 한쪽을 먼저 마사지하고 다른 쪽도 진행했다. 마사지 후 손가락을 떼니 입안에서 타액이 손가락 끝에 거미줄처럼 딸려 나왔다.

유연해진 입술과 볼을 젖혀 내가 먼저 입안을 들여다본 후 같이 있는 사람들에게도 보라고 하였다. 입술을 꼭 다물어 활동지원사들이 평소에 볼 수 없었던 입안이었다. 치아는 깨지고 썩어서 날카롭고, 잇

구강건강교육 현장 이야기

몸에서 스며 나오는 피로 인해 입으로 호흡을 할 때마다 구취가 났다.

자신의 입안에서 나는 구취는 당사자가 제일 먼저 맡는다. 매 순간 자신의 구취가 가득한 공기를 흡입하는 것이다. 이 사람이 언제 마음 편안하게 활짝 웃었을까? 언제부터 이 지경까지 되었는지 모르겠지만 조금이라도 일찍 만났으면 얼마나 좋았을까?

그림 14-1 오른쪽 사진은 칫솔에 묻어 나온 핏덩어리다. 고름도 섞여 있는 그 덩어리는 치아를 덮고 있었다. 건드리기만 해도 잇몸출혈이 나타나고, 치아는 삭아서 무너졌으며 그 위를 이런 물질들이 덮고 있는데, 입으로 숨을 쉬니 타액이 말라 씻기지도 못한다.

표정이 없지만 아플 땐 얼굴을 찡그리므로, 이를 닦을 때, 얼굴 표정과 올리는 손으로 아픈지 안 아픈지를 안다. 아주 작은 표정이라도 놓치지 않아야 대화가 된다. 스스로 뱉지 못하니 평소에 이를 닦아준 후, 물 헹구기 대신으로 칫솔을 물에 적셔 이용하는 방법을 활동지원사에게 교육했다. 그러고 나면 얼굴 표정이 다시 무표정으로 돌아갔어도 처음보다는 편안해 보였다.

담당 사회복지사에게 응급 상황임을 알리고 치과 치료가 시급하다고 하였다. 2020년 5월에 다시 만났는데, 2019년 처음 이를 닦은 그날 이후 사회복지사와 함께 지역에 있는 장애인구강진료센터에 가서 치료를 받았다고 했다. 뿌리만 남은 치아는 빼고, 충치는 치료받았고, 치석도 제거했다. 그런 면에서 지역 자립생활센터의 지원을 받는 장애인이 그렇지 않은 장애인보다 의료적 지원을 잘 받고 있음을 알 수 있었다.

하지만 치료 후에도 여전히 스스로 입을 열어 협조한다는 동기부여가 되지 않아 입 벌리기를 거부하니, 활동지원사는 구강위생관리를 제대로 해 주기 어려웠다. 하고 싶지 않은 구강건강교육을 받는 것이 괴로운지 울어 버렸다.

2019년 1회 교육 경험과 치료 경험들이 이분에겐 좋은 기억들이 아니라서 두 번째 교육임에도 본인의 입안에서 무엇인가를 한다는 것에 대한 불안감이 낮아지지 않았다. 그럴 때마다 이 사람이 느끼는 고통이 내게 그대로 전달되는 것 같아서 마음이 아팠다.

그럼에도 불구하고 입안 상태는 2019년보다 좋아져서 입술 끝 상처도 없고, 구취도 적었으며, 잇몸출혈 양도 적었다. 객관적으로는 좋아졌지만, 이런 과정 자체가 본인에게 힘겨우니 당사자가 느끼는 고통의 정도는 줄어든 것 같지가 않았다.

그림 14-3은 윗니를 찍은 것인데, 식사 후 입술 소대 사이, 치아 사이와 잇몸에도 음식물 찌꺼기가 붙어 있다. 아랫니는 사진을 찍을 수도 없었다.

그림 14-4는 입안에서 칫솔로만 제거한 음식물 덩어리를 찍은 것이다. 씹지 못하니 부드러운 음식물만 먹었던 것 같은데, 항상 입안이 말라 있어 입안의 작은 공간까지도 음식물 찌꺼기가 달라붙어 있었다.

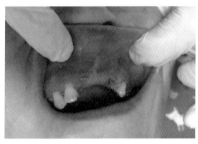 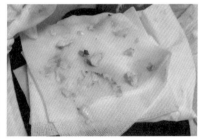

그림 14-3 2020. 7. 23. 식사 후의 입안.   **그림 14-4** 2020. 7. 23. 이를 닦으며 제거한 입안에서 나온 음식물 덩어리.

이 교육을 끝낸 후 담당 사회복지사는 구강세정기 사용을 내게 의논하였다. 활동지원사나 사회복지사가 사용하기 수월한 제품을 알려주었고, 그 제품을 구매하여 교육 참여자 중 뱉지 못하는 사람들을 위해서 사용해 보기로 했다.

지금까지 장애인과 노인의 입안 문제에 대해서 이야기를 했는데, 입안에서 발생하는 치주 질환과 전신건강은 어떤 연관이 있을까? 또 구강관리와 사망 원인은 어떤 관계가 있을까? 서로 어떤 영향들이 있는지 자료와 통계를 보면서 살펴보겠다.

2020년 7월 24일에 보건복지부와 통계청이 협력하여 장애인 관련 통계를 수집하고 정리하여 〈2020 통계로 보는 장애인의 삶〉을 작성하였다.

그림 14-5의 자료에서 전체 인구의 사망 원인과 장애인의 사망 원인 10위 안에 치과 질환은 없다. 결과만 봤을 때는 그렇지만, 앞서 이야기한 입안 상황이 사망 원인과도 연관이 있으니, 치과 질환 중에서 대표적인 치주 질환과 관련하여 살펴보겠다.

> 대한치과의사협회에선 대국민 홍보 카드 뉴스에 '치아가 흔들리거나 잇몸에서 피가 나세요? 구강건강 "빨간불" 치주 질환의 다양한 치료법'이라는 내용을 설명해 놓았다.

> △ 칫솔질할 때 피가 난다.
> △ 치아가 흔들리고 딱딱한 음식을 씹기가 힘들다.
> △ 입에서 냄새가 난다.

△ 잇몸이 자주 붓고 고름이 나온다.

이 증상 중 하나라도 있으면 치주 질환이라고 한다. 염증이 잇몸에
만 있다면 간단한 치료로도 회복하지만, 치아뿌리 주변 조직이 손
상되면 원래 상태 회복이 불가능하다고 하며, 회복보다 질환을 정
지시키고, 그 상태를 유지하는 것이 치료의 목적이라고 한다.[10)]

또 다른 카드 뉴스에는 '치주 질환 방치하면 큰 병 된다'라는 내용
도 있다.

잇몸이 붓고 피가 나는 치주 질환은 2017년 기준 외래 진료 환자
가 1,500만 명을 넘어 국민들이 앓고 있는 다빈도 질환 2위를 기
록했으며, 전년 대비 진료비 증가율(12.7%) 1위를 기록할 정도로
증가 추세에 있다.

최근 연구 결과에는 치주 질환은 전신 질환에 영향을 주는데, 치주
질환을 앓고 있는 환자는 정상인에 비해 뇌졸중 2.8배, 혈관성 치

---

10) 대한치과의사협회 〈치아가 흔들리거나 잇몸에서 피가 나세요? 구강건강 "빨간불" 치주 질
환의 다양한 치료법〉, 대한치과의사협회 네이버 블로그, 2018. 10. 29.
https://post.naver.com/viewer/postView.nhn?volumeNo=16978646&member
No=43677899

매 1.7배, 심혈관계 질환 2.2배, 당뇨병의 경우 6배, 류마티스성 관절염도 1.17배 발생 확률이 높다는 연구 결과가 나왔으며, 저체중아, 조산 위험도 최대 7배까지 증가하는 것으로 나타났다고 알리고 있다.[11]

대한치과의사협회에서 치주 질환과 전신 질환 연관성에 대해 이야기하고 있는 정보와 그림 14-5 〈2020 통계로 보는 장애인의 삶〉의 내용을 함께 보자.

전체 인구 사망 원인과 장애인의 사망 원인 10위 안에는 치과 질환이 없지만, 치주 질환이 다른 전신 질환에 영향을 끼친다고 말하고 있다. 구강위생관리가 안 되는 사람들에게는 대부분 치주 질환이 있다. 치주 질환이 모든 사망자에 얼마나 많은 영향을 끼치는지는 알 수 없지만, 전신 질환 발생 확률이 그렇지 않은 사람보다 확실하게 높다고하니, 치주 질환 관리가 제대로 되지 않으면 사망률도 높아질 수 있다고 봐도 무방하겠다.

그럼 우리나라 사람들에게 치주 질환이 얼마나 발생했는지 건강보

---

11) 대한치과의사협회 〈치주 질환 방치하면 큰 병 된다〉, 대한치과의사협회 네이버 블로그, 2019. 2. 12. https://post.naver.com/viewer/postView.nhn?volumeNo=17848520&memberNo=43677899

구강건강교육 현장 이야기

7. 장애인 사망원인

'17년 기준 장애인 3대 사망원인은 악성신생물(암), 뇌혈관 질환, 심장 질환임

□ '17년 기준 장애인의 사망원인은 악성신생물(암), 뇌혈관 질환, 심장 질환 순이며, 10대 사망원인별 사망률은 모두 전체 인구보다 매우 높음
  ○ 전체 인구 대비 장애인의 사망원인별 사망률은 당뇨병이 7.7배, 뇌혈관 질환이 7.3배, 폐렴이 5.9배, 고혈압성 질환은 5.0배 더 높음
  ○ 장애인의 사망원인 중 뇌혈관 질환, 당뇨병, 만성하기도 질환, 고의적 자해(자살) 등은 감소 추세이며, 심장 질환, 폐렴, 고혈압성 질환 등은 증가 추세임

< 장애인의 사망원인 >

(단위: 인구 10만 명당 명)

순위	2015		2016		2017	
	사망원인	사망률	사망원인	사망률	사망원인	사망률
1	악성신생물(암)	565.6	악성신생물(암)	575.8	악성신생물(암)	557.8
2	뇌혈관 질환	366.6	뇌혈관 질환	354.9	뇌혈관 질환	324.8
3	심장 질환	279.2	심장 질환	290.9	심장 질환	297.8
4	폐렴	167.6	폐렴	190.7	폐렴	222.1
5	당뇨병	162.4	당뇨병	156.5	당뇨병	138.6
6	만성.하기도 질환	85.8	만성.하기도 질환	83.8	만성.하기도 질환	77.1
7	고의적 자해(자살)	73.0	고의적 자해(자살)	66.8	고의적 자해(자살)	61.2
8	간 질환	50.0	고혈압성 질환	50.7	고혈압성 질환	56.1
9	고혈압성 질환	48.2	간 질환	50.5	기타 세균성 질환	50.0
10	알츠하이머병	39.2	기타 세균성 질환	44.4	간 질환	48.3

자료: 보건복지부 「장애인건강보건통계」

< 전체 인구의 사망원인 >

(단위: 인구 10만 명당 명)

순위	2015		2016		2017	
	사망원인	사망률	사망원인	사망률	사망원인	사망률
1	악성신생물(암)	150.8	악성신생물(암)	153.0	악성신생물(암)	153.9
2	심장 질환	55.6	심장 질환	58.2	심장 질환	60.2
3	뇌혈관 질환	48.0	뇌혈관 질환	45.8	뇌혈관 질환	44.4
4	폐렴	28.9	폐렴	32.2	폐렴	37.8
5	고의적 자해(자살)	26.5	고의적 자해(자살)	25.6	고의적 자해(자살)	24.3
6	당뇨병	20.7	당뇨병	19.2	당뇨병	17.9
7	만성.하기도 질환	14.8	만성.하기도 질환	13.7	간 질환	13.3
8	간 질환	13.4	간 질환	13.3	만성.하기도 질환	13.2
9	운수 사고	10.9	고혈압성 질환	10.6	고혈압성 질환	11.3
10	고혈압성 질환	9.9	운수 사고	10.1	운수 사고	9.8

자료: 통계청 「사망원인통계」

그림 14-5 출처: 2020. 7. 24. 〈2020 통계로 보는 장애인의 삶〉
관계 부처 합동 (보건복지부·통계청)

험심사평가원에서 보건의료빅데이터개방시스템에 올려놓은 〈2019년도 다빈도 질병 통계〉로 살펴보자.

그림 14-6과 14-7을 보면 2019년 일 년 동안 외래로 전 국민이 가장 많이 의료 기관을 이용한 질병은 치과 질환이다. 2019년에 질병을 치료하기 위해 가장 많이 비용을 지출한 질환도 치과 질환이다.

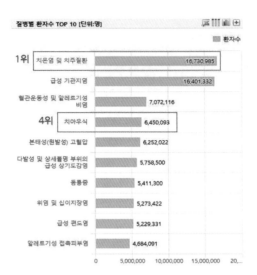

그림 14-6 출처: 건강보험심사평가원 보건의료빅데이터개방시스템 다빈도질병통계
2019년 외래 질병별 환자 수 TOP 10. 1위와 4위가 치과 질환. 1위가 치은염 및 치주 질환이다.

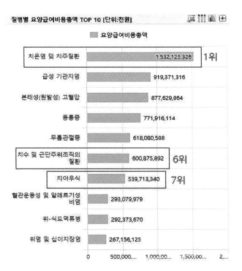

그림 14-7 출처: 건강보험심사평가원 보건의료빅데이터개방시스템 다빈도질병통계
2019년 외래 질병별 요양 급여 비용 총액 TOP 10.
1위와 6위, 7위가 치과 질환. 1위가 치은염 및 치주 질환이다.

구강건강교육 현장 이야기

그리고 그 두 개의 1위 모두 치은염 및 치주 질환이다. 사망의 직접적인 주요 원인으로는 포함되어 있지 않지만, 이 정도라면 대부분의 사망 원인에 치주 질환이 영향을 끼친다고 볼 수도 있다.

그림 14-5에서 장애인의 사망 원인 4위가 폐렴이고 5위가 당뇨병이다. 전체 인구의 사망 원인 4위가 폐렴이고 6위가 당뇨병이다.

치주 질환이 심한 사람에게 삼킴 장애가 있으면, 타액이나 음식물이 식도로 넘어가지 못하고 기도로 넘어가 흡인성 폐렴이 발생하기도 한다.

단국대학교 보건복지대학 치위생학과 장종화 교수는 〈커뮤니티 케어 기반의 방문 노인구강관리 중재 프로그램 개발을 위한 기초연구(2020)〉에서 '노인에게 흔하게 발생하는 흡인성 폐렴은 고령 사회에서 주요 사망 원인의 3위로 노인 건강에서 중요한 위험 요인이지만 구강 내 청결 관리를 통해 30% 이상 줄일 수 있다'고 말한다.

음식물을 씹기 힘든 사람은, 씹지 않고 먹을 수 있는 단 음식을 많이 먹는데(씹기 어렵다고 단 음식만 먹으란 법은 없다.), 이러한 영향이 제2형 당뇨병의 증가를 불러왔다고 볼 수 있다.

사람은 어떤 식으로든 음식을 섭취한다고 앞서 말했다. 마찬가지로 사람들에겐 어떤 식으로든 각자의 입안 상황에 맞는 이 닦기와 구강위생관리도 필요하다고 생각한다. 그리고 잘 씹어서 음식을 먹을 수 있도록 훈련하면 그 사람의 삶의 질은 종전보다 확실히 좋아질 것임을 유추할 수 있다.

나는 당사자의 삶의 질을 올려 주기 위해 교육을 하지만, 장애인이나 치매 노인은, 내가 이를 닦아 주기만 해도, 나를 큰 고통을 주려는 사람으로 생각하고 저항한다. 내게 온몸으로 방어하려고 할 때마다 마음이 몹시 힘들지만 그래도 계속 해 보려고 한다.

이렇게 저항하는 사람일수록 음식 먹을 때 씹지를 못한다. 한 숟가락 정도의 음식을 한 번에 꿀떡 삼키니 위에 들어간 커다란 음식물 덩어리가 온전하게 소화될 리도 만무하다. 또 이가 하나도 없는데 틀니나 임플란트를 할 여건이 안 되면, 구강 근육의 힘을 키워 혀로 음식을 입천장에 대고 으깨서라도 먹을 수 있도록 해야 한다.

근본적인 문제 해결이 되지 않는 사람에게 어떤 방식으로 구강건강교육을 할 것인가? 오랜 시간 고민한 끝에 나온 결론이기도 하다.

4

열린 입안
세상

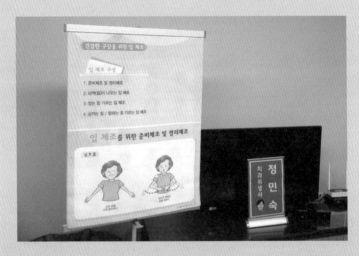

2020년 장애인 구강건강교육을 위해 펼쳐 놓은 입체조 괘도와 치과위생사 배너.

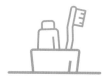

형광으로 보는 치면세균막

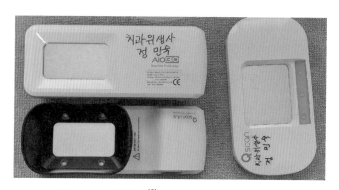

그림 15-1 큐스캔 기계.[12] 버튼을 누르면 불이 들어오고, 치아에 가까이 대면 치면세균막의 유무를 확인할 수 있다.

그림 15-2는 20대 발달 장애 청년의 치아 상태다. 이분은 2019년 7월 26일에 모 치과대학 장애인 구강진료센터 집체 교육에서 처음 만

---

12) 큐스캔 기계: AIOBIO에서 판매하는 제품. 검은색 후드가 없는 제품은 '큐스캔'이고, 검은색 후드가 있는 제품은 '큐스캔플러스'다. 이 책에서는 통칭하여 '큐스캔'으로 하겠다.

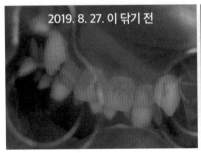 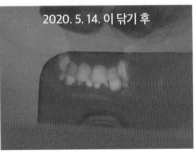

그림 15-2 큐스캔으로 관찰한 치면세균막.
형광으로 보이는 부분이 오래된 치면세균막이나 치석이다.

났다. 튀어나온 위 양쪽 송곳니 때문에 입술 다물기와 이 닦기가 힘든 상태였다. 교정치료를 받기가 어려운 여건이라 현 상태에서 구강위생관리 능력을 올려 주고, 거주지 주변의 가까운 치과를 스스로 방문하도록 동기부여 하는 방향으로 교육을 진행하였다.

한 달 후 2차시 8월 27일 교육에서 큐스캔으로 치아를 관찰하니, 형광으로 물든 부분이 있고 흰색으로 보이는 부분이 있다. 흰색으로 보인 부위에 치면세균막을 물들이는 착색액을 바르니, 모든 치아 전체 면에 물이 들었다. 큐스캔을 통해 흰색으로 보인 부분에 치면세균막이 없으면 착색되지 않아야 한다. 하지만 착색액을 바르니 하얗던 부분에도 치면세균막이 부착된 상태였다.

이것이 궁금해서 기계를 만든 회사의 담당자에게 문의하니, 큐스

구강건강교육 현장 이야기

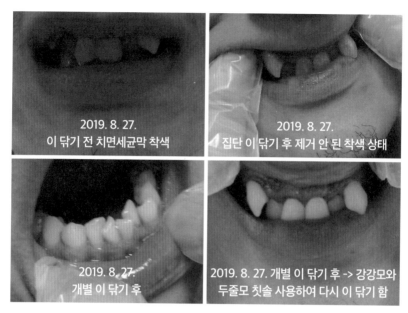

그림 15-3 치면세균막을 물들인 후 착색된 부분을 확인.
치면세균막 착색 부위를 모두 제거한 이 닦기 후 상태.

캔의 LED를 통해 보이는 형광은 3일 이상 된 두꺼운 치면세균막 층이라고 했다.

치면세균막은 식사 후 세균이 활동을 시작하면서 3분 정도 경과하면 만들어지고, 시간이 지날수록 그 층은 두꺼워지며 세균 수도 증가한다. 식사 후, 간식 후, 자기 전에 이를 닦으라는 이야기는 칫솔로 제거 가능한 시간은 보통 2일(48시간) 정도이니, 칫솔로 제거하기 어려운 두꺼운 세균막이 되기 전에 하라는 의미다.

큐스캔 관찰에서 형광으로 보이는 부분은 3일 이상 된 세균막이라고 하니, 형광 부분이 많이 보이면 '치과 진료를 받을 필요가 있음'으로 판단하고, 모든 치아가 하얗게 보이면 '구강위생관리는 잘하고 있지만, 칫솔로 제거 가능한 치면세균막은 부착해 있을 것 같음'이라고 생각하면 되겠다.

2019년 7월 26일에 처음 만나 구강 상태를 확인했을 때, 너무 부드러운 칫솔과 두줄모 칫솔로는 그 상태의 치면세균막 제거가 불가능해 보였다. 그래서 8월 27일에는 칫솔모가 가장 뻣뻣한 강강모 칫솔을 따로 준비해 갔다.

그림 15-3을 보면 이 닦기 실습을 모두 마무리했는데도, 전혀 치면세균막이 제거되지 않았음을 확인할 수 있다. 집체 교육을 마무리한 후에는 개별 교육을 진행했는데, 이때 준비한 강강모 칫솔로 치아를 닦아 주고 거울로 보이면서 칫솔 사용법을 배울 수 있도록 했다.

이 강강모 칫솔 사용법은 잇몸은 건드리지 않고 치아와 잇몸 경계 부위부터 시작해서 위에서 아래로 쓸어내리는 방법이다. 칫솔을 치아랑 나란히 세워서 치아 하나씩 닦는다. 치아 하나당 오른쪽, 가운데, 왼쪽 세 번에 걸쳐 닦았더니 부드러운 솔로는 제거되지 않던 치면세균막이 잘 제거되었다.

구강건강교육 현장 이야기

이분은 아랫니보다 윗니 앞부분이 심각해서 집중적으로 닦았다. 그림 15-3의 이 닦기 후를 보면 깨끗해진 치아를 확인할 수 있다. 8개월 후에 갔을 때도 상태가 양호했다.

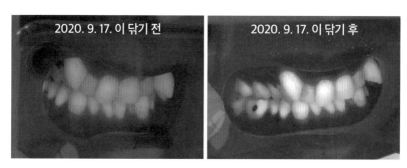

그림 15-4 2020. 9. 17. 이 닦기 전과 후.

2020년에는 5월에 만나고 7월에 만나기 하루 전날 동네 치과의원에 가서 치석 제거를 받았다고 했다. 혼자 용기를 내서 다녀왔다고 말하는데 기뻐서 박수가 절로 나왔다. 사회복지사 말로는 워낙 조용히 접수하고 불쑥 다녀와서 방문한 치과의원에선 장애인인지도 몰랐을 것이라고 했다.

그림 15-4를 보면 치석을 제거한 7월 이후 두 달이 다 되어 가지만 그래도 이전보다 깨끗한 상태이다. 잇몸출혈은 여전했지만, 그 양은 상당히 줄어들었다. 잇몸 색도 연분홍빛으로 바뀌고 있었다.

친절하게 치료해 준 그 치과의원이 어딘지 물어보고 스스로 이동이 가능한 장애인들은 그 치과를 주치의로 삼는 게 좋겠다고 이야기했더니, 사회복지사가 그 치과 상호를 따로 메모했다.

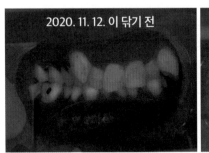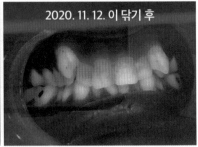

그림 15-5 2020. 11. 12. 이 닦기 전과 후.

그해 11월에 다시 만났는데 치면세균막 상태가 이전과 크게 다름이 없음을 확인했다. 그래도 이를 닦을 때 잇몸출혈 정도는 감소했고, 볼과 입술 근육도 처음보다 많이 유연해져서 앞니를 닦을 때 훨씬 수월하게 칫솔을 댈 수 있었다.

왜 이런 상태가 다시 나타났을까? 그림 15-6을 보면 그 이유를 바로 알 수 있다.

교정 치료를 받아 송곳니와 전체 치아 배열 상태를 바꿔야만 해결될 문제일까? 그러나 이분에겐 비용상 문제로 지원 없이는 치료받기가 어렵다. 치아 배열상 치간칫솔, 치실, 칫솔질을 꼼꼼하게 동원해야 할 조건이라, 시간이 지날수록 닦기 어려운 부위에는 치면세균막이 계속 쌓일 수밖에 없다. 두꺼워진 치면세균막은 칫솔로 제거할 수 없으니, 교육을 받은 날과, 치석제거를 받은 날로부터 일정 시간이 지나면 다시 처음과 비슷

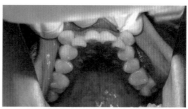
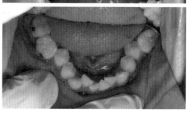

그림 15-6 2020. 9. 17. 촬영한 윗니와 아랫니 상황.

한 상태로 돌아가는 악순환이 생기는 것이다.

이분 입안에 충치 치료한 치아는 많지 않은데, 이런 식으로 계속 가면 치주 질환 때문에 치아를 모두 잃을 수도 있다. 그래서 3개월에 한 번씩 친절하게 치료했던 그 치과의원을 방문하여 치석을 제거 받을 수 있는지 확인하라고 권했다. 지역보건소의 장애인을 위한 구강병 예방사업 중단이 몹시 아쉬운 순간이었다.

말수가 없고 조용한 이분은 교육 참여 횟수가 늘어날수록 처음 만났을 때보다 얼굴 표정도 다양해지고 이전보다 조금 더 활기차고 생기 있는 모습으로 변했다.

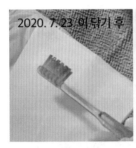 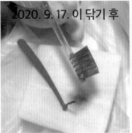 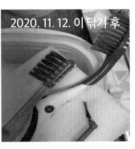

그림 15-7 이 닦은 후 칫솔 상태.

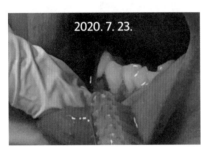 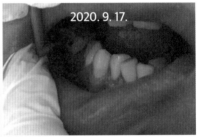

그림 15-8 잇몸출혈 상태.

그림 15-2부터 15-9까지가 모두 동일한 사람 입안이다. 잇몸출혈은 앞니 송곳니와 어금니 부위에서 많이 보이는데, 아랫니 부위는 그나마 괜찮은 편이었다.

교육 처음엔 잇몸을 건드리기만 해도 너무 아파서 눈을 감거나 얼굴을 찡그렸다. '정민숙구강내외마사지법'을 시행한 후부터 얼굴 전체 근육은 교육 전보다 확실히 유연해졌다. 유연해진 근육 덕분에 입술을 더 잘 다물고 볼 근육 힘을 이용하여 구강청결제[13]를 입안 구석 구석까지 도달할 수 있도록 헹궈 냈다.

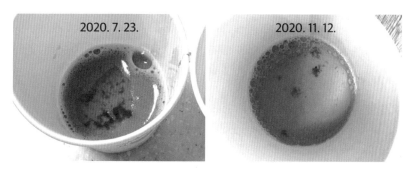

그림 15-9 구강청결제 사용 후 응고 물질 변화 상태. 입안 유해 세균이 많을수록 응고 물질이 많이 나온다. 2020년 7월 23일보다 11월 12일 응고 물질이 훨씬 적다.

처음에는 입안 유해 세균이 너무 많아서 타액이 거미줄처럼 늘어 날 뿐 컵 안으로 잘 뱉어 내지 못했는데, 2020년 11월 12일엔 타액이 컵 안에 잘 떨어졌고, 그림 15-9를 보면 구강청결제를 사용했을 때 7월 23일보다 용액 속 응고된 물질도 적어졌다.

15-7을 보면 이 닦기 후 칫솔에 항상 피가 묻어 있지만, 입안 상태 는 확실히 좋아지고 있다. 칫솔질해도 잇몸에서 출혈도 없고, 칫솔에

---

13) 디아 마우스 워시 '알로에 향' 제품 이용. 1회 10밀리리터를 입안에 넣고 부드럽게 양치 후 뱉어 내면 입안 세균환경에 따라 응고물질의 상태가 다른 점을 관찰할 수 있다. 구강위생상태가 좋으면 응고물질 없이 맑은 용액 상태로 나온다.

피도 묻어 나오지 않는 날이 언제 올까? 모든 치아를 치면세균막 없이 깨끗하게 관리할 수 있는 날이 올까?

용기를 내서 혼자 치과의원을 방문한 것처럼, 그런 날이 언젠가는 오리라 믿는다. 연분홍색의 아름답고, 건강한 잇몸으로 맛있게 음식을 먹으며 지금 사는 동네에서 여생을 살아갈 수 있도록 구강건강교육으로 만나는 인연이 오래가길 바란다.

장애인들을 위해 회사나 시설에 방문하여 구강건강교육, 치과 치료 등의 봉사 활동을 하는 대한치과의사협회의 '닥터자일리톨 버스' 활동이 있다. 나는 그 활동에 사)대한치과위생사협회 소속 구강건강교육자로, 장애가 있는 어린이를 위한 병원이나, 회사에 근무하는 장애가 있는 직장인들을 위한 교육에도 참여하였다.

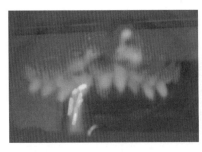 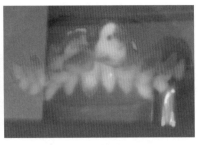

그림 15-10 2019. 8. 31. 20대. 성인 장애인. 남. 이 닦기 전.

그림 15-11 2019. 8. 31. 20대. 성인 장애인. 남. 이 닦기 후. 앞니에서 이 닦기 전보다 후에 치면세균막이 살짝 제거되었다.

구강건강교육 현장 이야기

장애가 있는 직장인을 위한 봉사활동은 2019년 8월 31일에 참여했다. 현장 경험을 바탕으로 교육 내용을 준비하였고, 그날 교육에 참여한 장애인 직원 각각의 이 닦기 전후 상태를 큐스캔으로 관찰하고 당사자 휴대폰으로도 촬영하였다.

그림 15-10과 15-11은 장애인 직원의 이 닦기 전과 후 큐스캔 사진이다. 큐스캔으로 보이는 붉은 형광 부분은 앞으로 더 잘 닦아야 하는 부위라는 의미이자, 평소 이 닦기를 더 충실히 실천하라는 의미였다. 큐스캔 촬영 후 모두 함께 '정민숙구강내외마사지법'을 실습하여 경직된 구강 근육을 유연하게 만들어 주었다.

현장에서 치아 모형으로만 간접 실습을 했을 때보다, 교육자의 입안에 직접 칫솔을 집어넣어 시범 행위를 보여 주고 따라 하게 하면, 치아 모형 실습만 했을 때보다 교육 효과가 훨씬 좋다. 칫솔꽂이에 칫솔을 꽂아서 미리 준비하면 대형 치아 모형과 함께 내 입을 모델로 칫솔질을 바로 보여줄 수 있다. 이 방법은 모든 교육 현장에서 사용하고 있다.

2004년 구강건강교육을 시작한 이래, 내가 진행하는 이런 방식의 교육 현장을 많은 치과위생사들이 참관하였고, 다들 현장에서 그대로 적용하고 있다.

① 큐스캔 촬영(당사자 휴대폰으로도 촬영) ② '정민숙구강내외마사지법' 실습 ③ 칫솔에 치약 가로 짜기 ④ 이 닦기 ⑤ 물로 입안 헹구기 ⑥ 입체조 ⑦ 딱딱한 껌으로 씹기 삼키기 훈련 ⑧ 큐스캔 촬영(당사자 휴대폰으로도 촬영) ⑨ 정리 후 이동치과진료버스로 가기

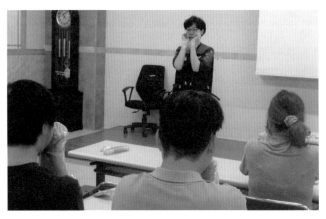

그림 15-12 2019. 8. 31. '닥터자일리톨 버스' 활동 중 '정민숙구강내외마사지법' 단체 실습.

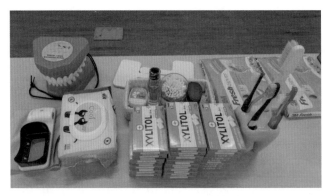

그림 15-13 2019. 8. 31. '닥터자일리톨 버스' 활동 구강건강교육 준비물.

구강건강교육 현장 이야기

그림 15-13에 보이는 준비물을 가지고 앞서 나열한 9개 교육 단계를 밟아 나갔다. 교육 전후가 극명하게 비교되지는 않으나, 미세하게나마 이 닦기 전후에 치면세균막 제거 상태의 변화를 볼 수 있었다. 이 교육과정은 참석한 사람들과 장애인 직원 담당 회사 관리자에게도 좋은 자극이 되었다.

더구나 교육 종료 후 바로 이동치과진료버스로 이동하여 치석 제거를 받았으니 교육과 예방 치료가 순조롭게 이어져 금상첨화였다. 단지 아쉬웠던 점은 치석 제거 후 1회 추가하여 큐스캔 관찰을 못한 것이다. 치석제거 후 치아를 큐스캔과 장애인 휴대폰으로 촬영했으면 칫솔로 제거하지 못한 부분도 이렇게 제거되었음을 확인할 수 있었을 텐데, 이런 교육 현장에선 그럴 시간이 부족하여 거기까지 하긴 불가능이었다.

교육 종료 후 자신의 치료 순서를 기다리는 청년에게, 월급을 받아서 어디에 사용하느냐고 물어보니 모아서 여자 친구랑 결혼하는 데 사용할 거라며 환하게 웃었다. 장애와 상관없이 젊은 청년의 그 이야기는 내 마음에 오래 남았다.

이제 요양보호시설에서 생활하는 노인들 입안에 대해 알아보겠다. 앞니는 눈으로 보고 닦기도 쉽고, 칫솔로 위치 잡기도 쉬운 부위인데

의외로 사람들은 앞니 안과 밖을 제대로 닦지 못한다. 그 이유는 칫솔이 안 들어가기 때문이다. 입술이 유연하게 충분히 늘어나야 칫솔을 입술과 치아 사이로 집어넣어 치면을 닦을 수 있는데, 입술에 힘을 주면 칫솔을 집어넣을 수 없다. 장애인과 치매 노인에서 그런 현상을 많이 볼 수 있었다.

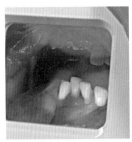 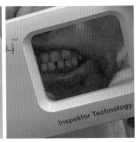 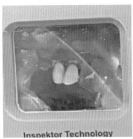

그림 15-14 2016. 9. 8. 큐스캔으로 관찰한 치매 노인의 치아.

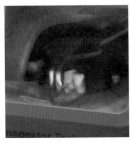 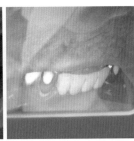 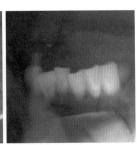

그림 15-15-1 2016. 9. 13. 큐스캔으로 관찰한 치매 노인의 치아.

그림 15-15-2 2016. 9. 23. 큐스캔으로 관찰한 치매 노인의 치아.

그림 15-16 2016. 9. 30. 큐스캔으로 관찰한 치매 노인의 치아.

앞니 안쪽엔 혀가 있어서, 칫솔을 혀로 강력하게 밀어내면 칫솔을 혀 아랫부분 치아 안쪽엔 갖다 댈 수조차 없다. 노인들 입안은 턱뼈가 파괴되어 잇몸이 내려가면서 치아뿌리가 외부로 노출된 경우가 많다. 그러면 원래 치아 길이에 잇몸 밖으로 나온 치아뿌리 길이까지 더해지니 전체 길이는 훨씬 더 길어진다. 만약 임플란트나 보철이라도 했다면 그림 15-15처럼 치아와 잇몸 경계 부위는 닦기가 더 어렵다.

돌봄을 받는 노인들 모두가 그런 상태는 아니다. 노인들은 다들 스스로 할 수 있는 만큼은 최선을 다해 구강위생관리를 하고자 노력한다. 어떤 사람은 목 윗부분만 움직일 수 있고, 다른 신체 부위는 스스로 움직일 수 없어서 주로 침대에 누워 생활하고 있지만 스스로 그 상태의 건강이라도 유지하려고 최선을 다한다.

어느 요양보호사는, 돌봄 노인에게 식사 후 구강위생관리를 해 줄 때 노인이 입을 크게 벌려서 시야가 잘 보여 정성껏 이를 닦기는 하는데, 구취가 많이 나고 피가 나올 땐 어떻게 해야 할지 모른다고 하였다.

그림 15-17을 보면 치아 개수도 많고 치료도 잘 받은 상태다. 치아와 잇몸 경계 부위에 흐릿한 형광 부분이 보이긴 하지만 그냥 눈으로 봤을 때는 깨끗해 보인다.

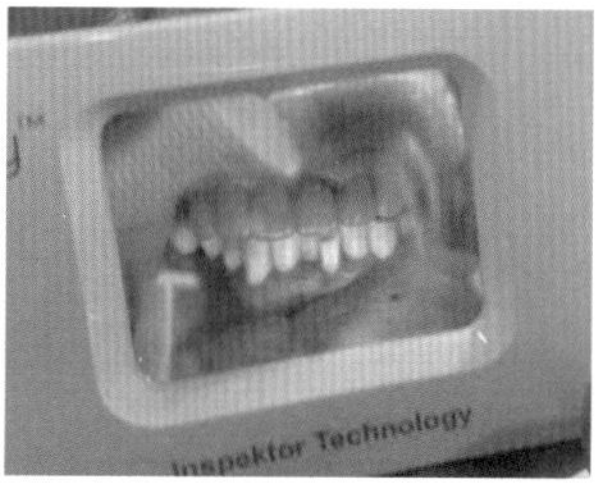

그림 15-17 요양시설에서 누워서 생활 중인 사람의 치아.

시설 종사자들이 지켜보는 가운데 이 사람에게 맞는 방법으로 담당 요양보호사에게 구강위생관리 방법을 교육했다.

침대를 세워 올린 후 안전하게 흡인성 폐렴 방지 자세를 잡아 주고, 침대 위에 식탁을 펼쳐 사용 중인 칫솔과 물컵, 바가지를 준비했다. 지역보건소에서 준비한 두줄모 칫솔과 와이어 굵기와 치간 통과경이 가장 큰 치간칫솔도 꺼냈다. 요양보호사는 손바닥 크기의 거즈와 바가지에 물을 담아 왔다.

① '정민숙구강내외마사지법'으로 마사지 ② 잇몸과 점막 구내 마사지 ③ 치간칫솔 사용 ④ 치실 사용 ⑤ 두줄모 칫솔과 사용 중인 일반 칫솔로 이 닦기와 점막 혀 세정 ⑥ 물을 이용하여 세 가지 방법으로 입안 헹구기(입술 다물고 볼 근육을 이용하여 좌우 왔다 갔다 20회 하기, 입술 '우' 내밀고 볼을 부풀렸다 집어넣기 20회 하기, 윗입술과 치아 사이, 아랫입술과 치아사이, 위아래 왔다 갔다 20회 하기) ⑦ 입체조하기

7개의 과정으로 진행하였는데, 잇몸에서 출혈이 많았고 그 냄새가 많이 역했다. 치아와 잇몸 사이 등 닦아야 할 틈이 많은데, 얼굴을 마주 보고 닦으면 입안 구석구석을 볼 수 없었다. 이분이 아무리 입을 잘 벌려도 계속되는 잇몸출혈로 시야가 가려져 제대로 닦기가 어려

웠다.

  담당 요양보호사의 업무가 과중하여 평소 하던 대로 구강위생관
리를 돕는 것으로 하고, 교육 후 실천할 수 있도록 치간칫솔 사용법과
잇몸 경계 부위를 더 잘 닦을 수 있는 이 닦기 방법을 알려 주었다.

  이분은 스스로 움직일 수 있는 부분이 목 위 구강 근육 쪽이라 입
체조를 통해 혀 근력을 키울 수 있도록 실습하였다. 혀에 근력이 없어
혀를 입천장 쪽으로 들어 올리지 못할 때, 시계 소리 내기를 연습하면
힘을 키울 수 있다. 혀 근력이 좋으면 평소 가만히 있을 때, 혀가 입천
장에 살짝 달라붙어 제 위치에 있을 수 있고, 입술도 잘 다물 수 있다.
입천장에 붙은 혀 덕분에 타액이 많이 나와 구강건조증상 완화에도
좋다.

  이분은 눈을 반짝거리며 내가 하는 행위를 그대로 따라 하려 최선
을 다하고, 근력이 없는 혀를 움직일 때 힘들어도 포기하지 않고 실습
하였다. 당사자는 이렇게 자세까지 준비되었는데, 문제는 따로 있었
다.

  담당 요양보호사는 교육이 끝난 후 실습에 사용한 칫솔과 치간칫
솔을 바로 처리했다. 마치 대소변 묻은 기저귀 처리하듯이 버렸다. 그

칫솔을 깨끗하게 세척한 후 물기를 탁탁 털어 건조시켜 2개월 정도는 매일 사용해야 하는데, 피가 묻어 있으니 비위생적이라 생각한 것이다.

누워서 생활하는 치매 노인에게 구강청결제나 식염수를 묻힌 거즈로 구강위생을 관리하던 어느 시설 관계자(얼마나 오래 그렇게 관리했는지는 모른다.)는 교육 시간에 만난 내게 노인 입에 곰팡이가 생겼다는 고민을 털어놓았다.

너무 깨끗해도, 너무 불결해도 문제가 되는 게 입안이다. 구강 내 유해 세균과 이로운 세균이 적당한 힘겨루기를 할 때 면역이 좋아진다. 면역이 떨어져 있는 사람들이 상시로 구강청결제를 사용하는 것은 매우 염려스럽다. 이러한 사람들에게 구강건강교육 영역에서 할 수 있는 것은 구강 근육 마사지하고 부드러운 칫솔로 치약 없이 닦는 교육방법뿐이다. 더욱 자세한 것은 치과의사와 상담하길 권했다.

그 후 와상환자 대상 교육이 종료되어 열심히 실습을 따라하던 그 사람을 다시 만나지 못했다. 잇몸에 출혈이 나도 잘 닦아 주면 출혈 정도는 점점 줄어드는데, 문제는 치과에 갈 수가 없으니 염증 원인인 치석을 제거 받지 못한 상태로 관리할 수밖에 없다. 그러면 잇몸 염증이 해결되지 않아서 이를 닦을 때마다 칫솔은 계속 피로 물들게 된다.

구강건강교육 현장 이야기

그럴 때마다 요양보호사에게 입안을 들여다보고 더 잘 닦아 주기를 요구할 수가 없다. 피 묻은 칫솔들을 소독하기 위해 구강청결제를 계속 구매할 수 있는가도 문제다. 일회용 칫솔만 이용할 수도 없으니 요양보호사의 구강위생관리 업무의 어려움과 피 묻은 칫솔을 세척하는데 주춤거리는 것이 이해가 가면서도 안타까웠다.

이런 일들은 구강이 건강하면 아무 문제가 없을 텐데, 치은염과 치주 질환이 진행되고 있을 때 치료받지 못하여 생기는 어려움이었다. 신체를 닦고 위생관리를 해 주고 난 뒤, 오염된 상태의 물건을 씻어서 다시 쓰는 경우에는 무엇이 있을까?

보통 상처 부위를 닦아 내거나 소독할 때는 거즈나 알코올 솜을 사용한다. 시설에서는 의료 적출물로 버리고, 가정에서는 쓰레기로 버린다.

치은염이나 치주 질환이 있는 사람은 닦을 때마다 칫솔에 피가 묻어 나온다. 식사 후 닦아 내지 못한 잇몸 경계 부위에 세균막이 생기고, 시간이 지날수록 세균이 증식하여 그 숫자가 기하급수로 증가하면 매우 두꺼운 층이 만들어진다. 그 상태를 치태, 플라크라고 한다. 앞에서도 계속 이야기한 내용이다.

치아와 치아 사이 치면은 세균막이 매우 넓게 달라붙는 장소다. 이 부분을 치아 사이에 맞는 크기의 치간칫솔로 닦아 주지 않으면 치은염과 치주 질환이 지속적으로 발생한다. 치과에 가서 치석 제거를 받아 잇몸출혈의 원인을 제거했어도, 식사 후 구강을 제대로 관리하지 못하면 이 닦을 때마다 잇몸출혈이 나타날 것이다. 사용하는 칫솔에 피는 계속 묻을 것이며, 이는 앞서 살펴본 장애 청년의 사례에서도 이야기한 내용이다.

칫솔은 그럴 때마다 버릴 수가 없다. 이 닦기 후 칫솔에 피가 묻어 나오면 잇몸이 아프다는 신호라고 생각하고 치아와 잇몸 경계 부위, 치아와 치아 사이를 더 잘 닦아야 한다. 칫솔은 물로 깨끗하게 씻은 뒤 물기를 최대한 털어서 솔을 위로 가게 하여 잘 말린 후 사용한다. 칫솔 2개를 오전용과 오후용으로 사용하면, 건조 시간이 더 길어져 깨끗한 상태로 사용할 수 있다.

요양보호사나 활동지원사들의 돌봄 업무 중 가장 어렵고 힘들어하는 일이 구강위생관리다. 마찬가지로 사용하고 난 구강위생용품을 세척하고 올바르게 보관하는 일도 쉽지가 않다. 치과위생사가 시설마다 고용되어 그 일을 해 주고 지도해 줄 수 있다면 좋겠지만, 현실적으로 어려운 상황이다. 다음엔 잇몸출혈에 대해 본격적으로 이야기하겠다.

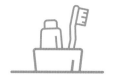

이만 닦아도 잇몸출혈

평소 잘 닦지 않은 치아 면에는 시간이 지나면서 세균의 수가 증가하여 그 층이 두꺼워진다. 그 상태에서 세균들이 타액 속 무기질과 결합하면 돌처럼 딱딱하게 치아 표면에 달라붙는다. 이 돌처럼 딱딱해진 세균층은 칫솔로 제거할 수 없는데, 이를 치석이라고 부른다. 계속 반복적으로 설명하는 이유는 이 책에 나오는 모든 문제의 원인이 바로 그것이기 때문이다.

하루에 최소 2회 이상 이를 닦고, 자기 전에도 반드시 이를 닦으라는 말은, 칫솔로 세균막을 제거할 수 있는 시간을 놓치지 말라는 의미다. 또 자는 동안 충치가 많이 발생하니, 충치 발생을 줄이기 위해서도 잠자기 전 이 닦기는 꼭 필요하다.

치석이 만들어지기 전에 생긴 두꺼운 치면세균막은 잇몸에 염증을 만든다. 입안에 존재하는 유해 세균들은 종류가 많고, 서식하는 위치도 다르다. 이 세균들은 뭉쳐서 독소를 내뿜는데, 이 독소에 의해 잇몸에 염증이 생긴 것을 치은염이라고 한다.

치은염은 원인 물질인 치면세균막과 치석을 제거하면 치료할 수 있다. 하지만, 치은염이 발생했는데, 이 닦기도 잘 안 하고 치석 제거도 받지 않으면, 잇몸 염증은 멈추지 않고 진행된다. 염증이 진행되면, 잇몸과 치아 사이에 틈이 생기면서 잇몸과 치아가 분리되고 턱뼈에까지 영향을 줘서, 치아뿌리 부분을 덮고 있던 턱뼈가 세균의 독소에 의해 파괴되어 소실된다. 턱뼈가 파괴되면 치아뿌리가 외부로 노출되어 치아 길이가 길어 보인다.

이때 잇몸의 일부 부위가 부풀어 올라 마치 주머니처럼 보인다. 꽈리 주머니 같은 상황을 치주낭이라고 하는데, 그 장소에 염증 덩어리들과 세균들이 범벅되어 고여 있다고 생각하면 된다.

심각할 때는 입만 벌려도 잇몸에서 출혈이 발생한다. 밥 먹을 때도 잇몸에서 피가 난다. 음식물을 잇몸에서 나온 피와 버무려 먹는 셈이다. 이런 상황에서 씹으면 아프니까 음식물을 아픈 쪽으로는 씹지 않고 대강 씹어 먹는다. 이러니까 식사했는데도 배가 빨리 고프니 덜 씹어도 먹기 쉬운 달달한 음식을 간식으로 먹는 경우가 많다.

구강건강교육 현장 이야기

그림 14-5에 나오는 통계를 다시 살펴보면 2017년 장애인 사망 원인의 5위가 당뇨병이고, 2017년 전체 인구의 사망 원인의 6위가 당뇨병이다.

그림 14-6의 2019년도 외래 질병별 환자 수 1위와, 그림 14-7의 2019년도 질병별 요양 급여 비용 총액 1위가 둘 다 치은염 및 치주 질환이다. 전 국민이 치은염과 치주 질환으로 가장 자주 의료기관을 방문했고, 치은염 및 치주질환 치료 관련 비용이 다른 질환 치료비용보다도 많았다는 이야기다. 이 통계는 보험으로 처리된 부분이니, 치료 후 비보험으로 처리된 금액까지 합한다면 금액은 더 많아질 것이다.

사람들이 단 음식을 많이 먹는 이유 중 하나는, 씹기 어려운 상황(여러 가지 이유 중 치은염 및 치주 질환 발생과 연관해서)이라서 안 씹어도 쉽게 먹을 수 있기 때문이 아닐까 생각한다. 단 음식을 많이 먹어서, 유전이 아닌 후천적 영향으로 생긴 제2형 당뇨병이 증가했고, 그 영향으로 당뇨병이 사망 원인 10위 안에 올라가 있는 것으로 보인다.

이 책에 나오는 사람들은 혼자 치과에 갈 수 없거나, 대부분 경제적으로 어렵다. 치과 문턱을 넘어서 들어가기가 어려워서, 그들이 생활하는 장소를 찾아가 구강건강에 대하여 교육할 수밖에 없었다.

그림 16-1부터 그림 16-22까지는 동일인의 치아를 찍은 것이다. 이 사람은 20대 청년으로 지적장애가 있다. 이 사람이 이용하는 장애인 시설의 사회복지사가 내가 속해있던 모 단체에 교육을 요청했다. 그렇게 시작된 인연으로 2008년 12월부터 2013년 11월 5일까지 만 5년의 기간 동안 26회의 구강건강교육을 담당 사회복지사들 도움을 받아 진행하였다.

그 동안 그 시설을 이용한 사람은 지속적인 교육을 받았으며, 이용자들은 모두 연 1회 이상 연속 재교육을 받다. 장애인 관련 교육 매체가 단계별로 개발되지 않았을 때, 대한구강보건협회나 대한장애인치과학회, 사)대한치과위생사협회에서 개발한 자료들을 현장에서 사용하며, 더 필요한 부분은 스스로 연구하고 만들어서 프로그램을 진행하였다.

담당 사회복지사는, 입안에 피가 나는 장애인들이 많은데, 사정상 치과 치료를 곧바로 받을 수 없는 상황이라 장애인 구강건강교육을 부탁한다고 하였다. 그러나 교육 예산은 없다고 하여 처음엔 재능 기부로 시작하였고, 활동 중간엔 적은 금액이나마 유료 자원봉사 개념으로 강사료를 지급받기도 하였다.

지급받은 강사료는 충치 예방을 위한 물품을 구매하여 다시 기부하였다. 이 5년 동안의 시간 덕분에 장애인에게 구강위생관리법을 제대로 가르치고 습관화시키기 위해서는 얼마나 많은 시간을 인내하고 기다려야 하는지 알았다. 또한 비장애인에 비하면 달팽이가 움직이는 속도지만 한 번 제대로 배운 습관은 절대로 잊지 않고 실천하여, 구강건강 상태를 교육 전보다 더 나빠지지는 않게 유지 관리하는 것이 가능함을 경험했다.

자신의 입안을 제대로 관리하는 자세와 능력은 장애인이냐 비장애인이냐의 문제가 아니라, 각자 조건에 맞게 입안을 관리할 수 있는 교육을 받고 실천하느냐 안 하느냐의 문제다.

내가 현장에서 포착한 '장애가 있지만 작은 부분이라도 스스로 구강관리 할 수 있음과 구강건강 상태가 개선됨'을 보호자나 활동보조인이 오히려 잘 몰랐다. 또 내가 얼마나 많은 시간을 들여 교육 방법을 연구하고 외우고 준비해서 오는지, 그 교육의 무게나 강도가 얼마인지를 현장에서 부딪치는 다른 직업을 가진 사람들은 제대로 알아보지 못했다. 치과위생사 면허를 가지면 누구나 할 수 있는 일이라고 생각한 것이다. 제발 현실이 그랬으면 좋겠다.

그러려니 하면서도 긴 시간을 걸어올 수 있었던 것은 교육을 받은 사람들의 변화된 모습과 건강해지는 입안 상태 덕분이었다. 두려움과 무서움으로 치과의원에 갈 수 없었던 사람들이 이 교육을 받고 난 후 주변 치과의원이나 장애인치과병원에 가서 치료를 받고 왔다는 말을 들을 때마다 행복했다. 그 사람들의 삶이 조금이라도 환해지고 있었으니까 말이다.

이제 어떤 변화들이 나를 그곳으로 이끌었는지 이야기를 시작해 보겠다.

그림 16-1과 그림 16-2는 치아에 붙어 있는 세균막이 어디 있는지 확인하는 것을 찍은 것이다. 면봉에 세균막을 착색하는 용액을 적셔서 치아에 바른다. 그러고 나서 가볍게 타액을 한 번 뱉으면 평소 칫솔이 쓸고 지나가지 않아 세균막이 부착된 부분에 분홍색으로 진하게 물이 든다.

그림 16-2를 보면 앞니에 마치 비가 내리는 것처럼 줄이 그어 있다. 쑥 들어간 작은 앞니 치면은 아예 전체가 물들었다. 이렇게 착색된 부분을 당사자가 직접 거울로 보면서 관찰한다.

교육 참여자 모두 거울 관찰 후, 대형 치아 모형과 칫솔을 이용하여 내가 보여 주는 이 닦기 시범을 보면서, 치약을 묻히지 않고 집단으로 이 닦기 실습을 따라 한다. 그림 16-3과 그림 16-4는 집단으로 이

구강건강교육 현장 이야기

를 닦은 후 물로 입안을 헹궜는데 잇몸에 출혈이 있는 경우의 일부를
촬영한 것이다.

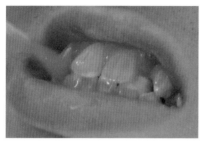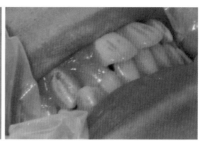

그림 16-1 2011. 6. 3. 20대. 남. 발달 장애. 치면세균막 착색.

그림 16-2 2011. 6. 3. 치면세균막 있는 부위에 진하게 착색됨.

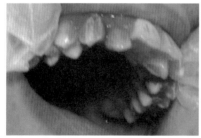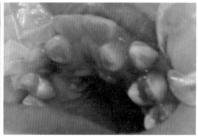

그림 16-3 / 그림 16-4 2011. 6. 3. 집단 이 닦기 실습 후 상태.

그림 16-6은 집단 이 닦기 실습 후 개별 이 닦기 시간에, 사용 중인
칫솔로 직접 제대로 닦아 준 후의 잇몸출혈 상태다. 그림 16-5는 이
닦기 후 피로 물든 칫솔이다.

이런 모습을 담당 사회복지사에게 설명하면서 사진 촬영을 부탁

했다. 보호자에게 그 사진을 전달하고, 이런 상황에선 아무리 열심히 이를 닦아도 좋아지기 어려우니, 치과의원에 가서 치석 제거와 필요한 치료를 받아야 한다고 알려 주기를 부탁했다.

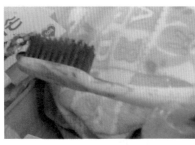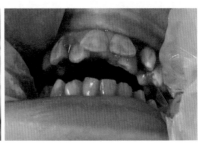

그림 16-5 2011. 6. 3. 이 닦기 개별교육 후 칫솔 상태.

그림 16-6 2011. 6. 3. 이 닦기 개별교육 후 잇몸출혈.

그 후, 치과의원에서 충치 치료는 못 받고 치석제거 치료만 받았다고 했다. 그림 16-7은 치과 치료 후인 다음 교육 때 치면을 착색하고 물로 입안을 헹군 후 찍은 것이다. 2011년 6월보다 훨씬 더 깨끗한 상태임을 알 수 있다.

그림 16-8은 입천장 쪽의 작은 앞니에 칫솔을 세워서 치아와 잇몸 경계 부위를 함께 닦는 모습이다. 그림 16-11을 자세히 보면 입천장 작은 앞니와 큰 앞니 사이에서 작은 점 정도의 잇몸출혈을 볼 수 있지만 다른 부분은 아주 깨끗하다. 잇몸이 건강하면 이를 닦아도 잇몸출혈이 나타나지 않음을 알 수 있다.

구강건강교육 현장 이야기

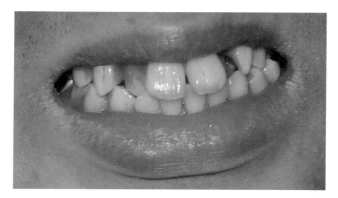

그림 16-7 2012. 3. 19. 치면세균막 착색 상태.

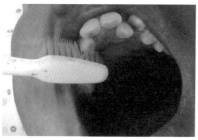

그림 16-8 2012. 6. 19. 입천장 쪽 개별 이 닦기 교육.

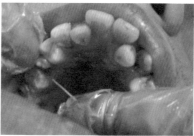

그림 16-9 2012. 6. 19. 치실 사용.

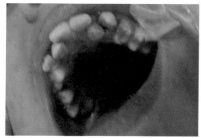

그림 16-10 2012. 6. 19. 개별 이 닦기 후 잇몸출혈.

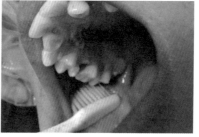

그림 16-11 2012. 6. 19. 개별 이 닦기 후 물로 헹군 후 상태.

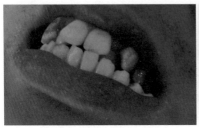
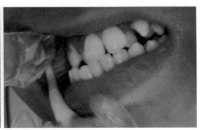

그림 16-12 2012. 6. 3. 개별 이 닦기 후 잇몸출혈.

그림 16-13 2012. 6. 19. 개별 이 닦기 후 상태.

2012년에만 3월, 4월, 5월, 6월, 9월, 10월, 11월, 12월까지 8회 교육을 진행하였다. 집체교육을 하고 나서 개별교육까지 하면 8명 참석했을 때 3시간~4시간 소요된다. 내가 가진 에너지를 남김없이 쏟아야 가능한 일이다.

2013년에는 9월, 10월, 11월까지 1주 간격으로 8회 교육을 진행하였다. 반복교육과 심화교육이 진행될수록 이 닦기도 잘했으며, 잇몸출혈도 덜 되어 칫솔에 피가 묻는 부분이 줄어들었다. 당연히 구취도 줄어들었고 교육이 진행될수록 더 많은 사람들이 치과 치료를 받고 왔음을 확인하고 기록했다.

구강건강교육 현장 이야기

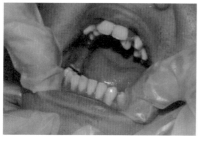

그림 16-14 2013. 9. 14. 치면 착색 후 집단 이 닦기 실습 후 상태.

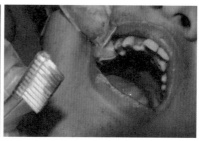

그림 16-15 2013. 9. 14. 개별 이 닦기 교육 잇몸출혈과 칫솔.

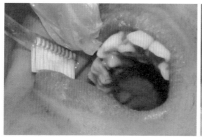

그림 16-16 2013. 10. 15. 집단 이 닦기 후 입천장 잇몸출혈.

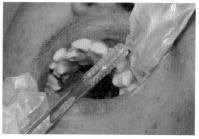

그림 16-17 2013. 10. 15. 개별 이 닦기 실습 세로 닦기.

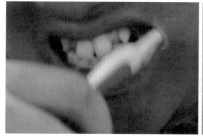

그림 16-18 2013. 10. 22. 치면 착색 후 집단 이 닦기를 할 때 '이' 다문 상태에서 칫솔을 볼 안으로 집어넣은 후 윗니 어금니 볼 쪽 치면을 닦고 있는 모습.

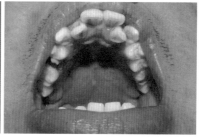

그림 16-19 2013. 10. 22. 개별교육 후 이 닦기를 마친 상태.

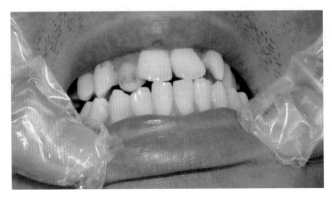

그림 16-20 2013. 11. 5. 집단 이 닦기 후 앞니 상태. 치아와 치아사이로 잇몸이
꽈리 형태로 부어 있지 않고 거꾸로 된 V모양으로 탄탄하게 붙어 있다.

2013년 10월에 만났을 땐 잇몸 색깔이 건강한 연분홍색이었다. 실습할 때 칫솔을 닦고자 하는 치아 면에 정확하게 대는 모습을 볼 수 있었고, 칫솔 잡는 손의 힘도 적당해서 치아와 잇몸에는 해를 끼치지 않고 치면세균막만 잘 닦아 냈다.

보름 후에 만났을 땐 그냥 봐도 치아가 반짝거렸다. 그림 16-20을 보면 집단 이 닦기 실습 후에 치아 면에 남아 있는 치면세균막을 찾아볼 수 없다. 입술에 남은 옅은 보라색으로 치면 착색했던 흔적만 발견할 수 있다.

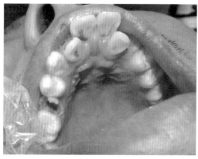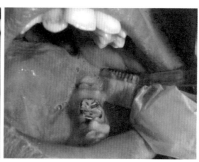

그림 16-21 2013. 11. 5. 집단 이 닦기 후 입천장.

그림 16-22 2013. 11. 5. 개별 이 닦기 중 아래 치아 어금니 제일 뒷부분 잇몸출혈.

하지만 아래 치아 제일 끝에 있는 어금니 뒷부분은 정말 닦기 어려운 부위라, 그림 16-22에서와 같이 잇몸출혈을 볼 수 있다. 그 부분을 잘 닦도록 거울로 보면서 실습하고, 6개월에 한 번은 치과에 들러 치석 제거를 받을 수 있도록 권했다.

이번엔 다른 사람의 사례를 보자. 동일한 시설을 이용하는 장애가 있는 청년이다. 그림 16-23과 그림 16-24의 치면세균막이 물들어 있는 부분에선 어김없이 이를 닦을 때 잇몸출혈을 볼 수 있었다.

앞니는 이 닦기가 제일 쉬운 부위다. 그런데도 잘 닦지 못한다. 왜 앞니에서 이런 상황이 이렇게 많이 발생할까? 계속 같은 이야기를 반복하는데, 교육 현장에선 이런 경우를 너무 많이 마주치기 때문이다.

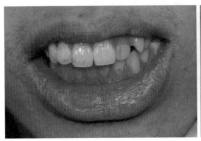
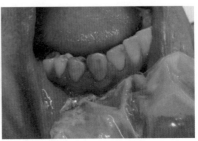

그림 16-23 2012. 3. 19. 칫솔질이 안 된 부위에 착색된 치면세균막.

그림 16-24 2012. 3. 19. 치면세균막이 착색된 부위에선 이를 닦으면 잇몸출혈이 발생한다.

위아래 입술에 힘을 잔뜩 주면 앞니의 치아와 잇몸 경계 부위에 칫솔을 갖다 댈 수 없다. 칫솔로 치면을 쓸어서 닦아 내야 세균막이 제거되는데, 그러지 못하니 매번 염증이 생겨 회복되지 않아 아프고, 칫솔이 닿으면 아프니까 그 부분을 피해서 이를 닦는 악순환이 생겨서 그렇다.

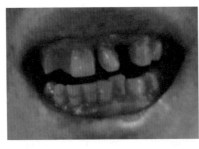
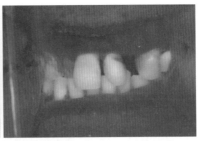

그림 16-25 2019. 8. 27. 60대. 남. 지적장애. 치면세균막 착색.

그림 16-26 2019. 8. 27. 큐스캔 치면세균막 관찰.

구강건강교육 현장 이야기

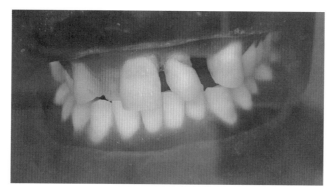

그림 16-27 2020. 7. 29. 큐스캔으로 치면세균막 관찰.

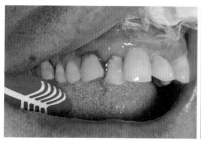

그림 16-28 2020. 7. 29. 이 닦기 후 잇몸출혈.

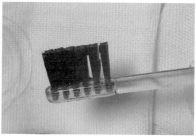

그림 16-29 2020. 7. 29. 이를 닦고 난 후 피가 묻은 칫솔 상태.

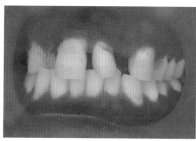

그림 16-30 2020. 9. 16. 큐스캔으로 치면세균막 관찰.

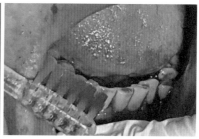

그림 16-31 2020. 9. 16. 두줄모 칫솔로 이 닦기 후 잇몸출혈과 칫솔.

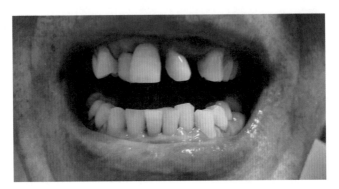

그림 16-32 2020. 9. 16. 개별 이 닦기 교육을 마친 후의 상태.

그림 16-25부터 그림 16-32까지는 동일인의 입안을 촬영한 것이다. 큐스캔으로 치아를 관찰했을 땐 하얗게 보이는 부분이 치면착색액으로 관찰했을 땐 착색된 것을 볼 수 있다.

시간이 지날수록 큐스캔에 나타나는 형광 부분도 줄어들고 있지만, 치아와 잇몸 사이 부분은 완벽하게 하얗게 나오지 않는다. 이분은 치간칫솔을 사용하기에는 손끝 조작 능력이 미숙하여 권할 수 없었다.

일반 칫솔과 두줄모 칫솔로만 닦는 것을 교육했는데, 구강위생상태는 계속 좋아지고 있어서 2020년 9월 16일엔 이 닦기 후 잇몸출혈이 실처럼 나타나는 정도에 그쳤다. 하지만 구강위생상태가 아무리 좋아져도 치과의원에 가서 치석을 제거하지 않으면 원인이 해결되지 않으니 잇몸이 건강한 상태로 회복할 수는 없다.

교육받기 전보다 잇몸 상태도 많이 좋아졌고, 치과 치료를 받아도 현재 이 닦기를 실습하면서 큰 문제없이 감당했던 정도의 고통을 느낄 것이니, 이분에겐 치과의원을 방문하라고 권했다. 2021년에 다시 만나서, 이를 닦아도 잇몸에서 피가 나오지 않는 경험을 꼭 만들어 주고 싶다.

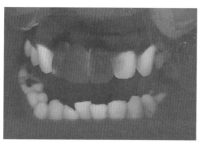

그림 16-33 2020. 7. 29. 40대. 남. 지적장애. 윗니 큐스캔 촬영.

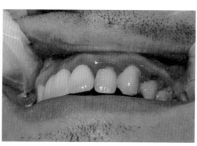

그림 16-34 2020. 7. 29. 40대. 남. 지적장애. 윗니 상태. 이 상태를 큐스캔으로 관찰한 그림이 16-33이다.

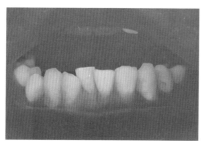

그림 16-35 2020. 7. 29. 40대. 남. 지적장애. 아랫니 큐스캔 관찰 상태.

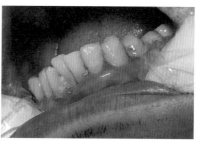

그림 16-36 2020. 7. 29. 40대. 남. 지적장애. 아랫니 상태. 이 상태를 큐스캔으로 관찰한 그림이 16-35이다.

그림 16-33부터 그림 16-36까지는 동일인에 대하여 따로 관찰한 윗니와 아랫니 사진이다. 이분은 입안을 타인에게 보여 주는 것을 심하게 거부하였다. 담당 사회복지사와 나는 함께 그를 설득하여 이만 닦아 주고 가겠다고 하였다.

이분은 입술과 볼이 너무 경직되어서 입이 벌어지지 않아 윗니와 아랫니를 따로 관찰하였다. 어금니 부분이 심각했지만 볼을 건드릴 수 없어 그 부위를 큐스캔으로 관찰할 수 없었다. 계속 거부하기 전에 다음 단계를 경험시켜 주기 위해서 큐스캔 관찰처럼 마사지도 아프지 않을 것이라 말하며 계속 설득하였다. 볼과 입술을 건드리기만 해도 아프다고 하여, '정민숙구강내외마사지법'으로 최대한 부드럽게 마사지하여 근육 긴장도를 풀어 주었다.

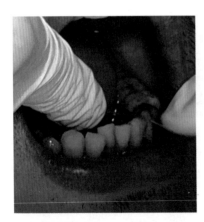

그림 16-37 2020. 7. 29. 치실 사용.

이 닦기 할 때는, 거울로 보여 주면서 사용 중인 칫솔과 두줄모 칫솔, 치간칫솔, 치실을 이용하였다. 앞니가 보철물인 것으로 보아 예전에 받은 치과 치료는 전신마취를 하고 받았던 것 같다. 이렇게 두려워하고 겁이 많은데 전신마취 없이는 치과 치료를 견디기 어

구강건강교육 현장 이야기

려웠을 것 같았다.

이분은 입안에 치아가 이렇게나 많은데도 음식을 제대로 씹어 먹지 못했다. 칫솔질은 한다지만, 안 하는 것과 마찬가지였다. 구강 근육 마사지만 하는데도 두 눈을 꼭 감고 너무 고통스러운 모습을 보였다. 실제 느끼는 아픔보다는 상상 속 아픔이 더해진 고통 같았다.

얼굴에 마스크를 쓰고 그 위에 페이스 실드까지 착용하고, 마사지와 이 닦기를 해 주면서도 나는 누워 있는 사람의 얼굴 표정을 수시로 살폈다. 그리고 하나의 행위를 할 때마다 거울로 보여 주며 교육과 실습을 같이 진행하였다. 그는 자꾸 미간에 주름을 잡으며 눈을 꼭 감았고, 나는 그에게 두 눈을 뜨고 찡그린 미간도 풀라고 하면서 거울로 무엇을 하고 있는지 보라고 하였다.

입안에서 칫솔로 치아나 잇몸을 조금이라도 건드리면 소리를 지르며 사방팔방 아프다고 하니, 딱 3초만 세고 멈추겠다고 했다. 칫솔로 잇몸과 치아를 닦는 시간 3초. 그 3초가 고통스러워 올린 손으로 내 손을 자꾸 잡아 방해하기도 했지만, 3초 지난 후 칫솔질을 바로 멈춰서 겁나고 아파서 참고 있던 숨을 쉴 수 있도록 해 줬다.

이렇게 하다 보면 어느새 입안을 모두 닦는다. 그에겐 난생처음인 경험. 여기부터 시작하면 된다. 덕분에 그날은 일정이 예정보다 너무 늦게 끝나서 사회복지사들은 퇴근이 늦었고, 나는 예매한 기차표를 변경해야 했다.

이 닦기를 끝내니, 그제야 볼도 더 유연해졌고, 볼을 당겨도 덜 아프니 가만히 있어 줘서 어금니 부분을 눈으로 볼 수 있었다. 언제부터 생긴 치석일까? 이 닦기를 시작할 때 입을 크게 못 벌렸는데, 그 이유가 입을 크게 벌리면 볼이 밀려 들어와 치석이 붙어 있는 부분의 잇몸을 압박하니 아파서 그랬나 보다.

그동안 이 부위에 칫솔이 지나간 흔적이 없다. 내가 혹시나 하고 입천장 쪽에서 볼 쪽 방향으로 어금니와 어금니 사이에 치간칫솔을

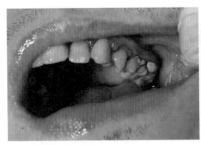

그림 16-38 2020. 7. 29. 구강 근육 마사지 후 칫솔로 이 닦기를 마친 상태.

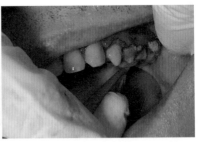

그림 16-39 2020. 7. 29. 치간칫솔로 입천장 쪽에서 볼 쪽 방향으로 부드럽게 밀어내니, 잇몸 위에 붙어 있던 치석이 분리되고 있는 상황.

구강건강교육 현장 이야기

밀어 넣으니 볼 쪽 잇몸 위에 부착된 치석 부분이 살짝 떨어져 나왔다. 그 순간 그의 얼굴 표정이 자꾸 기억난다. 작은 덩어리가 떨어져 나온 순간 깜짝 놀랐는데 뭔가 시원한 표정.

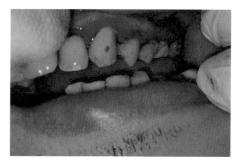

그림 16-40 2020. 7. 29. 볼 쪽 치아와 잇몸에 붙어 있던 치석 일부분이 떨어진 상황.

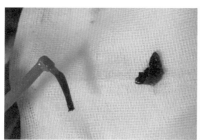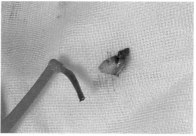

그림 16-41 2020. 7. 29. 사용한 치간칫솔과 떨어져 나온 치석의 앞과 뒤.

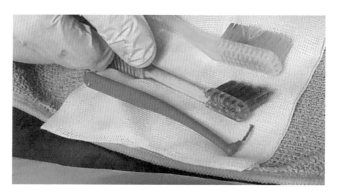

그림 16-42 2020. 7. 29. 이 닦기 후 칫솔 상태.

교육이 모두 끝난 후 치과의원 방문을 이야기했지만, 그 두려움의 크기가 어느 정도인지 알기에, 강하게 권하지 못했다. 7월 29일 방문 후 9월 16일에 재방문했을 때도 그는 치과 치료를 받으러 가지 않았다고 한다. 대신에 담당 사회복지사가 지극정성으로 식후 구강위생 관리 습관 형성을 지도한 덕분에 이 닦기를 배운 대로 실천하고 있었다.

9월 16일엔 마음에 부담을 주지 않기 위해 사진 촬영은 일절 하지 않았고, 이 닦기만 하면서 거울을 보고 스스로 닦는 방법을 재교육하였다. 두 달이 안 된 기간이지만, 입안은 많이 깨끗해졌고, 잇몸출혈도 적어졌다. 치석이 여전히 붙어 있는 어금니 부위도 얼마나 열심히 닦았는지, 치석 표면까지 반질거릴 정도였다.

7월보다 얼굴 표정도 밝아졌다. 10분만 걸어 나가도 치과의원이 있는데, 이 사람의 마음속에서부터 치과의원까지는 얼마나 넓은 강이 있기에 그 강을 건너지 못할까? 우리들 만남은 앞으로도 예정되어 있다. 칫솔질해도 피가 나오지 않고 치약 거품만 있는 하얀 타액을 뱉는 날이 올까? 그날을 위해 이 사람에게 맞는 맞춤 교육 내용을 준비하고 있다.

치아에 치석이 이렇게 많이 달라붙어 있는 경우는 그리 흔하지 않다. 치석은 치아뿌리 부분에 돌처럼 단단하게 붙어 독소를 내뿜는다. 그 독소에 의해서 치아뿌리를 둘러싸고 있는 조직들이 파괴된다.

치아를 잘 안 닦는 사람은 한 개의 치아만 안 닦는 것이 아니고, 그 부위 전체를 잘 안 닦을 확률이 높다. 세균들이 내뿜는 독소에 의해 턱뼈가 파괴되면 치아가 아무리 충치 없이 깨끗해도 턱뼈에 붙어 있을 재간이 없다. 치아뿌리를 잡고 있는 턱뼈가 넓게 파괴될수록 그 부위에 있는 치아는 모두 우수수 빠져 버린다.

아무리 좋은 치료를 받아도 가지고 태어난 내 치아만 하겠는가? 주기적인 구강 검진과 치석 제거, 평소 올바른 구강위생관리만이 보존 방법이다. 그러기 위해서 돌봄을 받는 사람에게도 돌봐 주는 사람에게도 구강건강교육은 꼭 필요하다.

치아뿌리 부분의 치석 제거가 제대로 안 되면 잇몸과 턱뼈는 지속적으로 파괴되고 회복할 수 없다. 견딜 만한 아픔이라 그냥저냥 지내다가 문제가 생기면 또 어떻게 될까? 그런 슬픈 결과가 오기 전에 마음의 문이 열려 시원하게 치과 치료를 받고 오는 날을 기대한다.

다른 40대 남자의 사례를 살펴보자. 그림 16-43부터 그림 16-57까지 보면 치아가 무척 깨끗해 보인다. 그냥 봐도 충치가 별로 없다. 그런데 이를 닦으니 잇몸출혈이 많이 보인다. 이분은 치아 배열상 이를 닦기가 무척 어렵다.

2020년 7월에 만나서 관심과 흥미를 가지고 첫 교육을 받았는데, 9월에 만나서 보니 7월보다 확실히 더 깨끗해진 상태였다. 그러나 잇몸이 파여 칫솔 대기가 어려운 부위에는 여전히 치면세균막이 붙어 있었다. 그 치아의 잇몸 경계 부위를 닦으면 출혈이 나타났다. 잇몸 아래 치석이 여전히 붙어 있어 원인이 제거되지 않아서다.

2020년 9월에 두줄모 칫솔로 치아와 잇몸 경계 부위를 닦는 법과 치간칫솔 사용법을 배웠는데 2021년에도 잘하고 있는지 궁금하다. 용기를 내서 치과 치료도 받았기를 기대하고 있다.

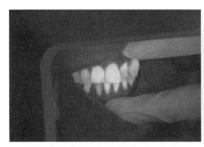
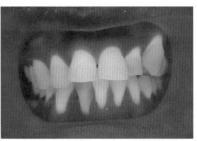

그림 16-43 2020. 7. 29. 40대. 남. 지적 장애. 큐스캔 치면세균막 관찰.

그림 16-44 2020. 9. 16. 40대. 남. 지적 장애. 큐스캔 치면세균막 관찰. 형광으로 빛나는 치면세균막 부착 상태가 7월과 비교했을 때 변함이 없다.

구강건강교육 현장 이야기

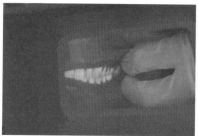

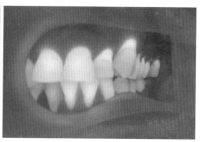

그림 16-45 2020. 7. 29. 40대. 남. 지적 장애. 제일 뒤 어금니 큐스캔 치면세균막 관찰.

그림 16-46 2020. 9. 16. 40대. 남. 지적 장애. 제일 뒤 어금니 큐스캔 치면세균막 관찰. 제일 뒤 튀어나온 어금니 부위에 보이는 치면세균막이 7월과 비교했을 때 변화가 없다.

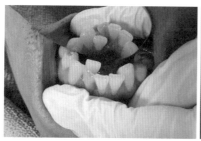

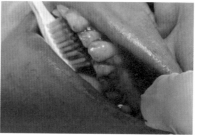

그림 16-47 2020. 9. 16. 40대. 남. 지적 장애. 아래 앞니 안과 밖.

그림 16-48 2020. 7. 29. 40대. 남. 지적 장애. 이 닦기 후 잇몸출혈.

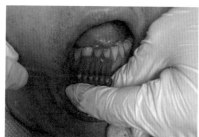

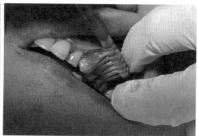

그림 16-49, 그림 16-50 2020. 7. 29. 40대. 남. 지적장애. 잇몸출혈.

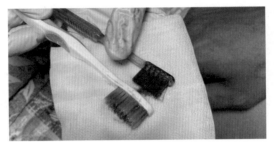

그림 16-51 2020. 7. 29. 40대. 남. 지적장애. 이 닦기 후 피가 묻은 칫솔.

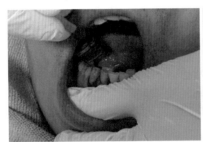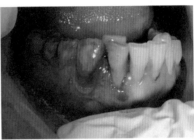

그림 16-52, 그림 16-53 2020. 9. 16. 40대. 남. 지적장애. 잇몸출혈.

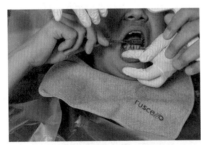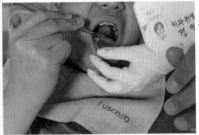

그림 16-54, 그림 16-55 2020. 9. 16. 40대. 남. 지적장애. 이 닦기 실습.

구강건강교육 현장 이야기

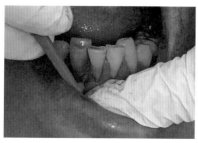

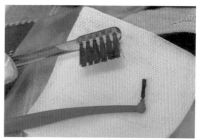

그림 16-56 2020. 9. 16. 40대. 남. 지적 장애. 치간칫솔 사용.

그림 16-57 2020. 9. 16. 40대. 남. 지적 장애. 사용한 치간칫솔과 칫솔.

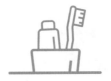

칫솔만 넣어도 토할 것 같아요

장애인에게는 칫솔에 치약을 너무 많이 짜서 이를 세게 닦는 것이 흔하다. 장애가 있어서 그런 것이 아니고, 구강위생관리 방법을 교육받지 못해서 그렇다고 본다. 밥을 먹고 이를 닦는 일은 누구나 하고 있는 일이라 치약 사용법도 가르치고 배워야 함을 모르는 것 같다.

장애인들은 어릴 때부터 병원 치료를 많이 받기도 하고, 생사를 넘나드는 위중한 상태를 적잖이 겪은지라, 입안 관리와 치약 짜는 법과 칫솔 사용법 등은 알려 주고 가르쳐야 하는 '중요함'의 우선순위에서 언제나 뒤로 밀리는 것 같다.

또는 아예 보살피는 사람이 다 해 줘 버리는 경우도 많다. 그래서 한 집단 내 입안 모습에는 다양한 스펙트럼이 존재함을 종종 본다. 스스로 자신의 입안관리를 못 해도, 보호자가 잘 관리해 주거나, 자주

구강건강교육 현장 이야기

치과의원에 가서 치료를 받아 건강해 보이는 입안인데, 정작 당사자는 칫솔 잡기도 제대로 못하고 닦는 방법도 엉터리인 경우. 아예 이 자체를 안 닦는 경우. 당사자는 최선으로 닦고 있는데, 닦았다고 말하기 어려운 경우 등이 그러하다.

우리 신체 조직 중에서 태어난 상태로 본분을 다하다가, 신체가 발달하는 어느 시점에 옷을 갈아입듯이 새로운 형태로 등장하여 교체되는 곳은 치아가 유일하다.

유치와 영구치의 개수는 전 세계 인종과 상관없이 모두 동일하다. 더 나오거나 덜 나오는 사람도 있지만, 대부분은 그렇다. 유치는 20개로 생후 6개월 즈음에 새싹이 흙을 뚫고 나오듯이 잇몸 밖으로 올라오기 시작하여 36개월 즈음에 모두 나온다. 그 20개로 열심히 먹고살다 보면, 만 6세가 될 때 유치의 마지막 치아 뒤로 첫 번째 영구치 네 개가 나온다. 그 치아를 '6세구치'라고 부른다.

그럼 입안 치아 수가 24개가 되는데, 그즈음부터 앞니가 빠지면서 입안은 흔들리는 치아, 새로 올라오는 치아, 다 올라온 치아 등으로 마구 뒤섞인다.

만 12세경이 되면 대부분의 유치는 모두 빠지고 그 자리를 영구치가 교체한다. 그리고 위아래 6세구치 뒤로 또 하나의 큰 어금니 네 개가 새로 나온다. 24개의 치아에 새로운 치아 4개를 더하니 입안에는 28개의 영구치가 완성된다.

영구치 표면은 엄청 튼튼하고 단단하지만, ① 세균이 만들어 내는 '산'에는 속절없이 녹아 버려 충치가 생긴다. ② 자주 토하는 사람은 '위산'이 넘어와서 치아를 녹여 버린다. ③ 치약을 너무 많이 써서 세게 닦는 사람은 치아 표면을 다 깎아 버린다. ④ 이를 가는 사람은 위아래 닿는 부위의 치아표면이 심하게 마모된다.

①, ②, ③, ④에 해당하는 습관을 하나라도 지니면, 세월이 지나 치아가 시리거나 아파서 치료를 받을 확률이 높다. 장애인은 치료방법이 없어 그냥 지낼 수밖에 없는 경우도 있다. 음식 먹을 때, 음료 마실 때, 물 마실 때, 칫솔질할 때, 말할 때, 외부 온도가 낮을 때, 바람 부는 곳에 있을 때 등 이런 상황에 처할 때마다 치아에서 느끼는 시리고 아픈 고통은 참기 어렵다고 한다.

피부는 상처가 회복되면서 새살이 돋지만, 유치와 자리를 바꾼 영구치들은 크기도 크고 튼튼하게 태어났어도, 손상되면 회복할 수가 없다.

구강건강교육 현장 이야기

영구치는 태어난 상태에서 잘 관리하고 닦아 주면 평생 사용할 수 있는데, ①, ②, ③, ④의 상태가 지속되면 거의 모든 치아의 표면이 손상되어 먹고 마시고 이를 닦는 일상 행위가 몹시 고통스럽다.

내가 현장에서 하는 일은 충치를 예방할 수 있도록 이론과 실습 교육하기, 자주 토하지 않도록 입안 예민한 부분을 자극에 둔감하게 만드는 방법 교육하기, 치약을 자신의 치아에 알맞은 양으로 쓰거나 아예 사용 횟수를 줄일 수 있도록 교육하기 등이다. 습관을 바꿔 주면 교육 전보다 적어도 더 나빠지지는 않는다.

이만 닦으면 칫솔에 피가 묻어나는 것도 괴롭지만, 이만 닦으면 치아 표면이 모두 미세하게 깎이는 것도 괴롭다. 치아가 깎여 나가 시리면서도 치약을 듬뿍 묻혀 닦는 사람은 그래야만 닦은 것 같다며 이미 굳어진 습관을 바꾸려 하지 않는다. 그래서 습관이 형성되는 시기에 올바른 교육이 필요한 이유다.

굳어진 습관은 하루아침에 바꾸기가 정말 어렵다. 열심히 할수록 구강건강에 해가 되는데도 나쁜 습관을 바꾸지 않으려 하는 사람에겐 교육을 진행하기 어렵다.

한 20대 청년은 자폐 장애가 있고 구토 반사가 심했다. 옆자리 동료가 입안에 치면 착색하는 것을 볼 때부터 힘들어하다가, 자신의 차례가 되었을 때 면봉이 치면에 닿자마자 구토를 할 정도였다. 복지관에서도 본인이 이 닦기를 하다가도 칫솔이 입안 어딘가에 닿으면 어느 순간 구토를 한다고도 했다. 그럼 그 순간 물로 입안을 헹구고 다시 이를 닦는단다.

5년 동안 그 시설에 가서 교육을 26회 진행하는 동안 이 청년이 개별 실습 교육까지 참여한 것은 2년 12회였다. 교육 첫 회부터 집체 교육의 이론 부분에는 참여했지만, 집단 이 닦기 실습과 개별교육에는 참여 못했고, 계속 지켜보다가 용기를 내서 개별교육에 참여했던 날을 아직도 기억한다.

당사자의 입안에 내 손가락을 집어넣고 칫솔과 치실로 치아 사이를 닦을 때 위장에서 올라오려는 반응을 참아 내느라 눈물을 흘릴 정도였지만, 구토 반사의 반응이 교육 전보다는 둔감해져서 실습과 교육이 끝난 후 모두 박수를 쳐 주었다.

그림과 함께 그의 이야기를 풀어 보겠다.

그림 17-1부터 그림 17-9까지를 보면 치아가 깨끗해 보이지만, 치약을 많이 사용하고 세게 닦아서 표면이 깎여 나가 치아가 많이 얇아진

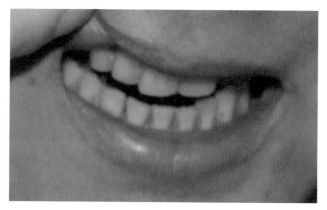

그림 17-1 2012. 3. 19. 20대. 남. 자폐 장애. 치아 사이 분홍색으로 물든 부분이 치석.

상태다. 더구나 이를 닦을 때마다 구토하면서 위장에서 넘어오는 위산액은 모든 치아에 닿아 치아 표면에 해를 끼친다.

위산액이 닿으면 치아 표면을 이루는 튼튼한 벽돌 같은 물질들이 하나씩 밖으로 튕겨 나간다고 생각하면 된다. 튕겨 나간 물질들이 타액 속에 있다가 치아에 다시 부착될 시간을 기다려 주지 않고, 그 부분을 칫솔로 문질러 닦아 내면 치아 표면은 그야말로 매번 한 꺼풀씩 깎인다고 봐야 한다.

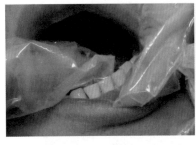

그림 17-2 2012. 3. 19. 치실 사용 중.

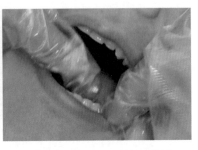

그림 17-3 2012. 6. 19. 치실 사용 중.

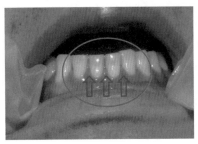

그림 17-4 2013. 10. 8. 치아 사이 치석.

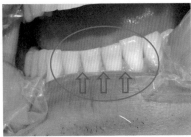

그림 17-5 2013. 10. 29. 치아 사이 치석.

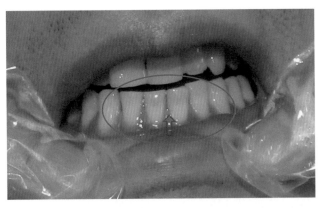

그림 17-6 2013. 11. 5 치아 사이 치석. 칫솔질과 치실질을 아무리 해도 제거가 안 된다.

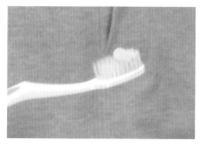

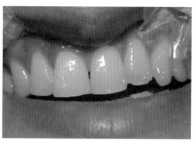

그림 17-7 2013. 9. 10. 배운 대로 콩알만 큼 칫솔에 짜 놓은 치약.

그림 17-8 2013. 11. 5. 윗니 상태. 앞니 전체가 잘못된 칫솔질로 깎여 나가 얇아 졌다.

만 6세에 큰 어금니가 나오고, 만12세에 영구치 28개가 완성되니, 20대 중반의 나이면 영구치가 세상에 태어난 지 약 13년에서 19년 정도다. 그동안 얼마나 오래 이런 습관으로 입안을 관리했을지 상상하면, 치아 표면이 반질반질하게 깎여 나간 현재 모습은 당연한지도 모른다.

그래도 2012년과 2013년을 보면 치과 치료는 받지 않았어도, 배운대로 치실을 사용하여 치석 부착 정도가 적어진 것을 알 수 있다. 하지만 치아는 점점 얇아지고 있다.

구토 반사가 심한 사람은 치과 치료받는 행위 자체가 심한 스트레스다. 이런 사람은, 이를 닦거나 밥을 먹을 때, 발바닥을 바닥에 붙여 고정한 후 허리와 엉덩이를 직각으로 유지하고, 턱을 살짝 숙인 후 음식을 삼키는 자세를 취하면 도움이 된다. 이 자세를 취하면 부드러운 입천장이 살짝 위로 올라간다. 그러면 입안에서 칫솔이 그 부분을 덜 건드려 토할 것 같은 증상을 완화시킬 수 있다.

잘 토하는 사람은 깨끗하게 씻은 손가락으로 잇몸을 마사지하거나, 칫솔로 입천장과 혀 부분을 부드럽게 닦는 연습을 많이 하면 조금이라도 그 증상이 완화된다.

태어나면서부터 원래 그런 사람은 없으니, 입안에 문제가 있으면 치료와 함께 평소의 관리와 습관에도 신경을 써서 증상이 나아지도록 하는 것이 중요하다. 한 번 치료받거나 교육받았다고 좋아지는 법은 없다. 무엇을 어떻게 해야 좋아지고 좋음을 유지하는지는 사람마다 다르다. 인내심을 가지고 순간의 고통을 참아 가며 실천해야 그다음 단계로 넘어갈 수 있다. 그것은 본인이 감당해야 한다.

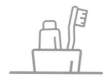

한 번에 너무 오래 닦아요

그림 18-1의 사람은 구강위생상태가 훌륭하여 잇몸출혈이 전혀 없다. 아래 어금니가 사랑니만 있고, 양쪽 다 없어서 위 어금니가 밑으로 내려와 있다. 치과 치료를 받아서 씹을 수 있는 상태로 회복한다면 말할 필요 없이 행복하겠지만, 현장교육에선 현 상태의 유지 관리와 더 나빠지지 않도록 하는 방법을 고민하는 게 옳은 방향이다.

이 상태에선 무엇이 문제일까? 이분은 장애가 있어 평소 움직일 수 있는 손은 한 손뿐이다. 맨손으로만은 칫솔을 제대로 잡을 수가 없어 본인이 스스로 연구하여 칫솔을 잘 잡을 수 있는 도구를 디자인하고, 디자인한 칫솔 손잡이를 주변 사람의 도움을 받아 직접 만들었다고 한다. 만든 도구를 이용하여 다른 사람의 도움 없이 스스로 이를 닦고 있는데 하루에 1회 2시간을 닦는다고 하였다.

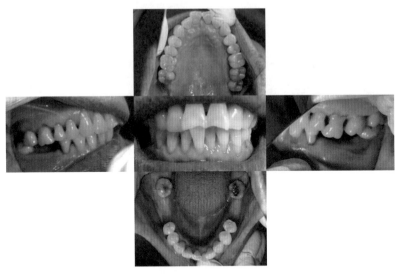

그림 18-1 2020. 5. 14. 60대. 여. 지체 장애.

보통 3분 이상 양치질하라고 이야기한다. 3분 이상이라는 시간은 치아가 온전히 28개 있고 그 치아를 모두 닦을 때 걸리는 시간이다. 치과위생사인 나도 잇몸이 내려가서 치아뿌리가 드러나고, 치열도 삐뚤빼뚤한 상태라 28개의 치아를 제대로 닦으려면 보통 5분 정도 걸린다. 자기 전에는 치약 없이 칫솔로만 닦는데, 다 닦은 후 치면을 혀로 만져 가며 거친 부위가 있으면 그 부위를 다시 닦는다. 오래 닦는 대신 치약 사용 횟수를 줄인 것이다.

2시간 동안 이를 닦는다는 것은 이 사람이 칫솔질을 얼마나 중요하게 생각하는지 알 수 있다. 하지만 그렇게 너무 중요하게 생각해서

구강건강교육 현장 이야기

오래 닦은 덕분에 치아가 점점 얇아지고 있고, 절벽에 낙석 떨어지듯이 치아 끝부분이 떨어져 나가고 있다. 그래서 앞으로는 닦는 시간을 10분으로 줄여도 된다고 권했다. (앞니로 손잡이의 위치를 조정하여 칫솔의 위치를 바꿔야 하기 때문에 걸리는 시간이다.)

그림 18-2처럼 방문할 때마다 큐스캔으로 치아 상태를 관찰하면서, 구강위생관리를 잘하고 있음을 확인시켜 주었다. 5월 교육 후 4개월 후에도 치아 상태는 깨끗했다. 옆으로 톱질하듯이 닦아서 치아와 잇몸의 경계 부위가 패였으니, 그 방법은 즉시 그만하고, 칫솔로 치아의 두 면(씹는 면과 치아 옆면)을 한 번에 덮으면 한쪽 칫솔 끝은 치아와 잇몸 경계 부위에 닿는데, 그 상태에서 톱질이 아닌 짧은 진동을 주는 방식으로 닦으라고 교육했다.

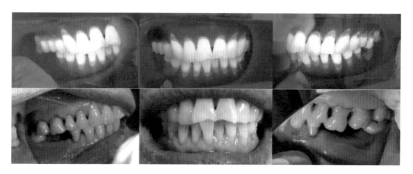

그림 18-2 2020. 9. 17. 큐스캔 관찰과 치아 상태.

아예 치약 없이 닦아도 되고, 마모제 없는 치약을 쓰거나, 불소가 많이 함유된 치약을 구매해서 사용하길 권했다.

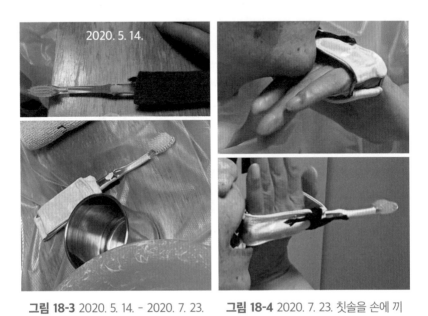

그림 18-3 2020. 5. 14. - 2020. 7. 23. 칫솔 손잡이에 끼워 사용하는 도구.

그림 18-4 2020. 7. 23. 칫솔을 손에 끼우고 있는 모습.

그림 18-4를 보면 칫솔 손잡이에 도구를 끼운 후 검은색 고무줄로 꽁꽁 묶었다. 손가락을 집어넣어 앞니로 끈을 조절하여 고정한다. 치면에 닿는 칫솔 위치를 바꿀 때마다 앞니로 방향을 조절하였다. 대단히 창의적이고 감동적인 도구와 방법이지만, 그래서 앞니의 끝부분이 다른 치아 끝부분보다 많이 마모되었다.

구강건강교육 현장 이야기

그림 18-5를 보면, 시간이 지날수록 치아 표면이 떨어져 나가는 양도 많아져서 나중엔 치아 표면 바로 아래 드러난 노란색으로 보이는 부분이 많아진다. 이 부분을 상아질이라고 하는데 가느다란 구멍 뚫린 파이프라고 생각하면 된다. 그 파이프에 뚜껑(치아 표면)이 있어야 외부 자극을 차단하는데, 치아 표면이 마모되어 뻥 뚫려 있으니 얼마나 시리겠는가?

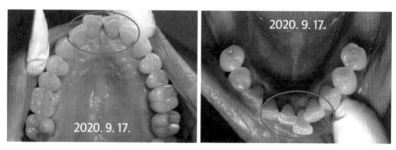

그림 18-5 2020. 9. 17. 동그라미 표시 윗니와 아랫니 앞니의 파인 상황.

장애인들 중 앞니로 터치펜을 물어서 전동 휠체어나 휴대폰, 컴퓨터를 사용하는 사람들에게서도 이런 현상이 많이 보인다. 그런 자극을 주면 안 되는데 생활하려면 어쩔 수 없으니 안타깝다.

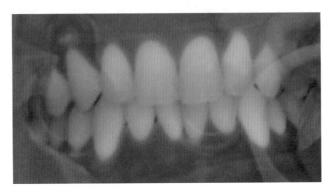

그림 **18-6** 2019. 8. 27. 40대. 남. 지체 장애. 큐스캔 관찰.

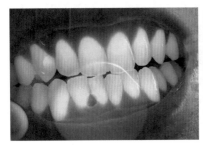

그림 **18-7** 2020. 5. 14. 큐스캔 관찰.

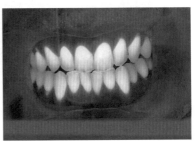

그림 **18-8** 2020. 9. 17. 큐스캔 관찰.

그림 18-6부터 그림 18-8까지를 보면 앞니 끝부분이 점점 더 투명하게 보이는 것을 알 수 있다. 이 사람은 전동 휠체어를 사용하며 활동지원사의 도움으로 구강위생관리를 하고 있다.

입안은 전동 칫솔을 이용하여 관리하는데, 잇몸과 치아 상태는 정말 깨끗하다. 문제는 전동 칫솔의 강력한 힘으로 치아 표면이 점점 깎여서 어느 정도 치아가 얇아지고 나면, 위 치아가 아래 치아와 닿기만

구강건강교육 현장 이야기

해도 모래알처럼 부스러지는 것이다.

2020년 5월 14일에 만났을 때 1회용 치실 사용법을 담당 활동지원
사에게 알려 주고, 치약을 불소 함량이 많이 들어 있는 제품으로 바꾸
도록 당사자에게 권유했다. 11월 12일에 가 보니 권해 준 대로 시중 판
매 치약보다 불소함량이 높은 치약을 구매하여 사용하고 있었다.

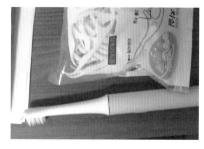

그림 18-9 2020. 5. 14. 사용 중인 전동
칫솔과 일회용 치실.

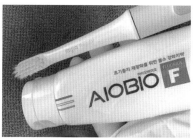

그림 18-10 2020. 11. 12. 사용 중인 불소
치약과 전동 칫솔.

평소에 구강관리는 지역 시의료원에 가서 치석 제거와 불소도포
를 주기적으로 받았었는데, 코로나19 유행으로 2020년에 그 사업이
중단되었다고 했다.

이분은 스스로 자신의 구강위생관리를 할 수는 없지만, 활동지원
사의 도움으로 건강한 상태를 유지하고 있는데, 문제가 바로 너무 많
이 닦아서 치아가 얇아지는 것이었다. 전동칫솔을 사용할 때, 어느 정

도의 강도로 사용해야 하는지, 치약의 양은 어느 정도가 적당한지를
반드시 알아야 하는 이유다.

얇아진 치아 두께는 해결할 방법이 없다. 이분과의 교육은 집에서
는 치아 표면을 튼튼하게 만드는 불소치약을 사용하고, 전동 칫솔의
강도를 약하게 하여 닦으며, 지역 시의료원에서 중단한 치석 제거와
불소도포 사업을 다시 시작할 때 이용하는 것으로 마무리하였다.

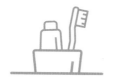

틀니도 내 이처럼 관리해요

입안에 이가 없는 부분만 치아를 만들어서 사용하는 틀니를 부분 틀니라 하고, 이가 하나도 없는 사람을 위해 전체 치아를 만들어 사용하는 틀니를 전체 틀니라 한다.

틀니를 사용하는 사람은 입안을 잘 관리해야 하고, 틀니도 잘 관리해야 한다. 이가 하나도 없는 사람도 잇몸과 혀, 점막 관리까지 잘해야 한다.

구강위생관리를 잘못해서 치은염 및 치주 질환이 발생하여 이만 닦아도 잇몸출혈이 나타나는 것은 앞서 살펴보았다. 그럼 치아가 몇 개 없거나 아예 없는 사람은 이런 위험에서 벗어날 수 있을까?

입안에 사는 유해 세균은 장소를 가리지 않는다. 입안 어디에라도 부착하여 숫자를 늘리고 독소를 내뿜는다.

틀니를 닦을 때 치약을 쓰면 안 되고, 틀니세정제나 식기세정제를 희석하여 사용하라고 교육한다. 이 말은 틀니에 흠집을 내지 말고 달라붙은 세균막들만 닦아야 한다는 의미다.

노인 교육에는 틀니 관리법이 빠지지 않는다. 노인들이 사용하는 틀니는 거의 모두를 치과병·의원에서 만들었다. 치료가 완료된 후 완성된 틀니를 그냥 사용하라고 했을 리는 만무하다. 분명 치과의사나 치과위생사가 주의 사항을 일러 주었을 텐데 제대로 관리하는 노인이 드물다. 어쩌면 틀니는 입에서 꺼낸 후 눈으로 보고 닦아도, 닦는 자체가 어려운 일인지도 모른다.

어릴 적 어머니는 놋그릇 제기를 사용하였다. 제사를 지낸 후 짚에 무엇인가를 묻혀서 닦았는데 어린 내가 보기엔 모래 같았다. 닦고 나면 반짝거리며 윤이 났다. 하지만 세월이 흐를수록 그릇 두께가 얇아졌다. 놋그릇을 닦을 때마다 표면이 깎여 나갔기 때문이다.

틀니 관리 교육을 할 때마다 이 사례를 들며 치약에도 모래 같은 미세한 물질이 들어 있어 이를 닦을 때 깨끗이 해 주는데, 치약을 너무 많이 사용하면 치아 표면을 대패질하듯이 매일 깎아 내어 얇아진

놋그릇처럼 된다고 말했다.

치약으로 틀니를 닦으면 모래 같은 마모제 성분 때문에 쇠스랑으로 밭을 간 듯이 틀니에 고랑이 생긴다. 그 고랑마다 세균이 달라붙어 증식한다고 설명하니, 내 이야기를 들으시던 어느 분이 놋그릇을 닦을 때 사용하는 것은 모래가 아니고 기왓장 가루라고 알려 주셨다. 예전엔 기왓장을 곱게 빻아 가루로 만든 후 짚에 묻혀서 놋그릇을 닦았다고 한다.

그 이후부터 노인들에게 틀니 관리 교육을 할 때, 기왓장 가루와 놋그릇으로 치약과 틀니를 예로 드니, 치약을 사용했을 때 생기는 틀니 표면 상태를 바로 이해하였다. 재교육을 하는 곳에서는 확실히 틀니 위생상태가 좋아졌고, 치약을 사용한다는 답변은 줄어들었다.

20세기보다 21세기에는 사람들의 수명이 길어지고, 몸이 아픈 상태에서 노년을 보내고 치매가 발병하면 요양보호시설에서 생활하는 경우가 많아지고 있다. 자신의 집에서 생활하며 경로당이나 노인정, 노인대학을 다니시는 분들은 교육이나 실습을 통하여 스스로 구강관리를 잘할 수 있겠지만, 돌봄이 필요하거나 기력이 없어 외출도 쉽지 않은 노인들에게는 올바른 틀니 관리도 어렵다.

틀니는 어떻게 만들어졌기에 닦기가 어려울까?

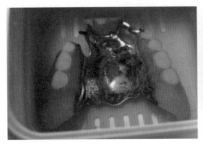

그림 19-1 2020. 11. 12. 물속에 보관 중인 틀니.

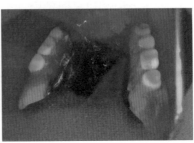

그림 19-2 2020. 11. 12. 큐스캔으로 관찰한 틀니. 형광으로 빛나는 곳이 세균이 막을 형성한 부분.

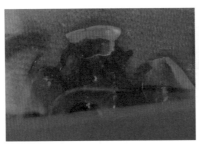

그림 19-3 2020. 11. 12. 틀니 뒷면. 형광으로 빛나는 곳이 세균이 막을 형성한 부분.

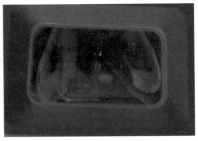

그림 19-4 2020. 11. 12. 틀니 뒷면. 형광으로 빛나는 곳이 세균이 막을 형성한 부분.

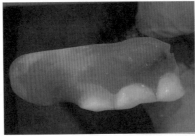

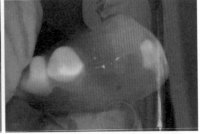

그림 19-5 2020. 11. 12. 틀니 옆면 뒷면. 형광으로 빛나는 곳이 세균이 막을 형성한 부분.

구강건강교육 현장 이야기

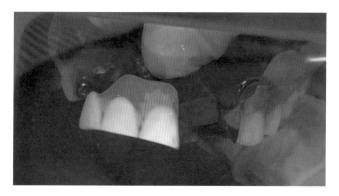

그림 19-6 2020. 11. 12. 틀니 앞면. 형광으로 빛나는 곳이 세균이 막을 형성한 부분.

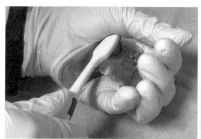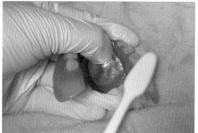

그림 19-7-1 2020. 11. 12. 수건 위에서 틀니를 닦는 모습.

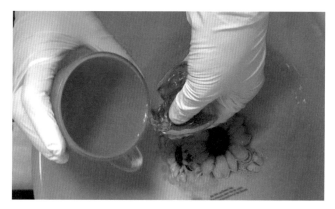

그림 19-7-2 2020. 11. 12. 틀니를 물로 헹구는 모습.

그림 19-1부터 그림 19-7-2까지를 보면 잘 닦지 못한 틀니에 선명한 형광으로 빛나는 세균막을 확인할 수 있다. 형광색으로 보이는 틀니에 부착된 세균들이 틀니를 끼고 있을 때 타액에 섞여 기도로 흡인되면 흡인성 폐렴의 원인이 된다. 틀니를 끼고 자는 노인이 빼고 자는 노인보다 폐렴에 더 많이 걸렸다는 보고도 있다.

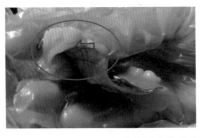

그림 19-8 2016. 5. 13. 틀니 끝부분이 깨져서 날카롭다.

틀니를 닦을 때는 반드시 수건을 깔고 그 위에서 닦거나, 물을 받은 세면대나 세숫대야 위에서 닦아야 한다. 혹시 닦다가 바닥에 떨어뜨렸을 때 깨질 수 있기 때문이다.

깨진 틀니를 사용하면 그 부분이 닿는 잇몸에 상처가 생긴다. 또 치과의원에 가서 곧바로 수리하기도 어려우니, 깨지지 않도록 관리하는 것이 중요하다.

그림 19-9처럼 틀니 관리 세트를 미리 준비하면 좋다. 가정에서 흔히 사용하는 물품들로 세트를 만들었다. 작은 손바가지, 작은 수건 1개, 틀니 보관통(뚜껑 있는 통), 물통, 부드러운 칫솔, 식기세정제를 물과 희석할 때 사용하는 컵, 틀니세정제.

이 물건들을 미리 손바가지 안에 준비하면 틀니를 닦을 때 바로 가져와서 사용할 수 있어 편리하다. 세면대에서 닦을 수 있으면 좋지만, 그럴 수 없을 때는 거실이나 방 안에서도 할 수 있다.

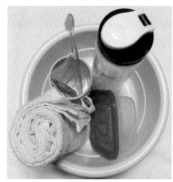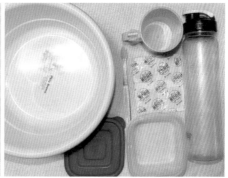

그림 **19-9** 틀니 관리 세트.   그림 **19-10** 틀니 관리 세트. 펼친 모습.

틀니세정제는 사용 설명서대로 사용해야 한다. 매일 세척하면 5분만 담가 둬도 충분하다. 그다음 꺼내서 깨끗하게 세척하고 찬물에 보관한다. 틀니의 일부분이 물 밖으로 나오지 않도록 용기 안에 충분히 물을 담아야 한다.

틀니세정제를 매일 사용하기에 경제적 부담이 있으면, 식기세정제를 눈곱만큼 컵에 떨어뜨리고 물에 희석하여 칫솔에 묻혀 그림 19-11처럼 잡고 닦는다. 틀니 전용 칫솔이 없으면 일반 칫솔로 닦아도 괜찮다.

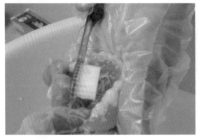

그림 19-11 틀니를 물 담은 바가지 위에
서 닦는 모습.

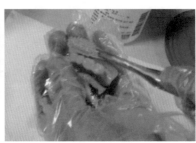

그림 19-12 2016. 5. 13. 틀니 옆면 치아
사이까지 닦는 모습.

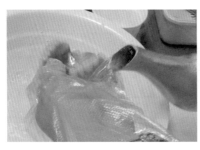

그림 19-13 주전자에 물을 담아 준비하
고 닦은 후 바로 물로 헹군다.

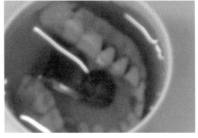

그림 19-14 2016. 치매 노인의 틀니. 틀
니 치아 사이마다 검은색으로 착색됨.

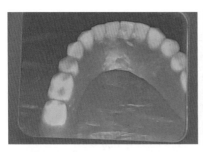

그림 19-15 2019. 12. 18. 틀니에 붙어 있
는 형광으로 빛나는 부분(타액이 많이 나
와 고이는 곳)의 세균막.

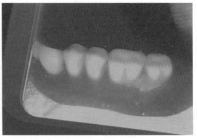

그림 19-16 2019. 12. 18. 틀니에 붙어 있
는 치석 - 형광으로 빛나는 부분(타액이
많이 나오는 곳).

구강건강교육 현장 이야기

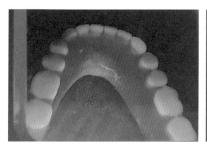

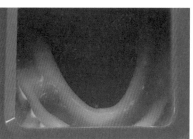

그림 19-17 2019. 12. 11. 틀니에 붙어 있는 형광으로 빛나는 부분의 세균막.

그림 19-18 2019. 12. 11. 아래 틀니 뒷면에 붙어 있는 형광으로 빛나는 부분의 세균막.

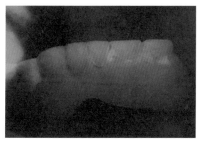

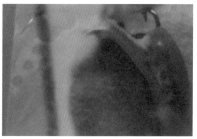

그림 19-19 2020. 1. 17. 틀니 옆면에 붙어 있는 형광으로 빛나는 부분의 세균막.

그림 19-20 2020. 1. 17. 아래 틀니 뒷면에 붙어 있는 형광으로 빛나는 부분의 세균막.

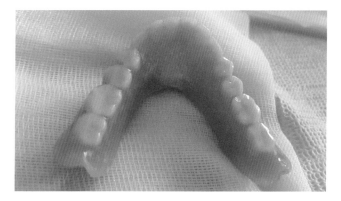

그림 19-21 2020. 2. 11. 아래 틀니에 노랗게 달라붙은 치석.

하지만 장애인이나 노인의 모든 틀니가 앞의 그림 같지는 않다. 깨끗하게 관리한 틀니는 어떤 상태인지 그림으로 살펴보자.

그림 19-22부터 그림 19-25까지는 동일인을 촬영한 것인데, 이분은 틀니를 매일 틀니세정제로 소독하고, 구강위생관리를 아주 잘하고 있는데, 장애인치과병원에서 틀니와 임플란트 치아 치료를 받았다. 틀니 관리를 잘하고 있어 틀니 관리 교육은 생략하고 구강 근육 마사지, 보철치아와 다른 치아 이 닦기, 치간칫솔을 사용하는 방법만 교육하려고 했다. 간단히 끝낼 것 같았다.

이분에겐 별문제가 없는 듯싶었는데, 틀니를 끼고서 껌 씹는 실습을 하고 나서야 혀 근력이 없음을 알았다. 시계 소리 내기 실습을 하자 소리가 불명확하게 들렸다. 내가 내는 시계 소리와 확연하게 달랐다. 왜 그런지 살펴보니 혀에 근력이 없어 혀가 윗 틀니에 닿지 못하여 똑딱 소리를 내지 못했다.

구강위생관리의 중요한 목적은 잘 먹기 위해서다. 기력을 얻어서 건강을 유지하기 위함인데, 혀에 힘이 없으면 구강위생이 좋아도 음식물을 제대로 씹어 먹기 어렵다.

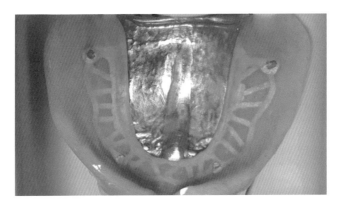

그림 **19-22** 2020. 7. 29. 50대. 남. 지체 장애. 물속에 보관 중인 틀니.

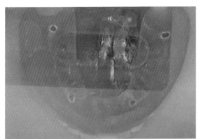 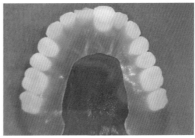

그림 **19-23** 2020. 7. 29. 큐스캔 관찰한 틀니 앞-뒷면.
형광으로 빛나는 부분이 아주 조금 있다.

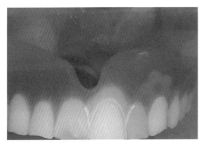 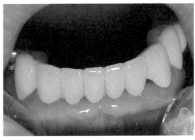

그림 **19-24** 2020. 7. 29. 큐스캔 관찰한
틀니 정면.

그림 **19-25** 2020. 7. 29. 임플란트 한 아
래 치아들.

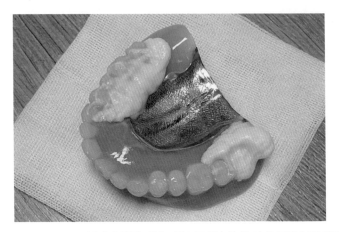

그림 19-26 2020. 7. 29. 틀니에 덜 달라붙는 껌으로 실습한 후 상태. 혀에 힘이 없어 달라붙은 껌을 밀어내지 못함. 껌을 자른 앞니에는 안 붙었는데 양쪽 어금니 부위에 붙어 있다. 타액이 많이 나오게 한 상태에서 혀로 밀어내어 한곳에 껌을 모으고, 타액과 함께 반죽하여 한쪽에서 씹은 다음에 반대쪽으로 옮겨 씹어야 하는데, 그렇게 혀를 움직일 수 없었음.

그림 19-26을 보면 틀니에 껌이 붙어 있다. 이 실습 전에 △ '정민숙 구강내외마사지법'을 시행하고 △ 입안의 점막과 치아를 모두 닦은 후 △ 구강근기능 향상을 위한 입체조를 했다.

입체조를 하고 나면 입안에 타액이 촉촉하게 나와 틀니가 건조하지 않게 된다. 잇몸과도 잘 달라붙는다. 그다음 혀로 틀니에 타액을 구석구석 바른다. 그러고 나서 틀니에 덜 달라붙는 껌으로 씹기를 실습하니, 틀니 끼고 처음으로 껌을 씹는다며 신기하다고 한다.

이분은 껌을 앞니로 잘라서 입안에 넣은 다음 혀로 입안에 흩어져 있는 껌 조각들을 모아 타액과 함께 반죽하여 한 덩어리로 만들고, 그 덩어리를 씹는 쪽으로 옮겨 줘야 하는데, 혀와 볼의 힘이 부족해서 그 일을 못했다. 어쩌면 음식물을 먹을 때 턱을 위와 아래로만 움직여서 먹기만 하고, 맷돌 갈 듯이 음식을 으깨서 먹지는 못했을지도 모른다. 틀니 양쪽에 껌이 붙은 것으로 유추했다.

혀와 볼의 근력이 좋아지면 과연 틀니에 덜 달라붙는 껌도 잘 씹을까? 껌을 잘 씹으면 어떤 점이 좋을까? 다음 장에서 살펴보겠다.

5

어떻게
먹고 있을까?

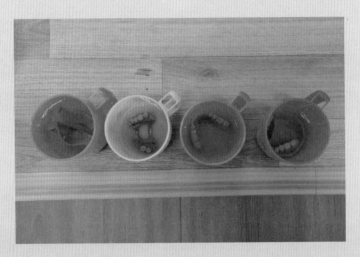

2018. 11. 1. 요양보호시설에서 생활하는 치매 노인들의 틀니.

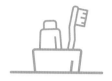

씹기 연습

구강위생관리교육을 여러 회 반복하면 대부분 치면세균막 제거를 교육 전보다 잘하고, 잇몸출혈 발생도 적어지면서 건강해진다. 또 치과의원을 방문하는 두려움을 극복하고 치료를 받고 와서 교육 – 실천 – 치료라는 선순환이 이루어진다.

그럼 이전보다 삶의 질이 좋아져야 하는데, 몸의 에너지를 얻는 섭식 측면에서는 왜 좋아지지 않을까? 하고 고민하면서 사람들의 '먹기'를 관찰해 보았다. 그랬더니 많은 교육 참여자가 입안만 깨끗해졌고, '무엇을 어떻게 먹는가?'에서는 종전의 바람직하지 않은 버릇이 그대로인 경우가 많음을 알았다. 설탕이 많이 함유된 음식물이나 가루로 만들어 많이 씹지 않아도 삼킬 수 있는 음식물 섭취는 줄어들지 않았다.

장애인 시설이나 노인들 생활 시설에서 제공하는 간식들이 그랬다. 요양보호시설에 있는 관계자와 종사자도 그런 음식들을 다 같이 먹고 있다. 장애인들도 시설에서 그런 간식들을 제공하지 않으면 서운해하고, 즐거운 마음으로 달달한 맛의 간식을 기다렸다.

음식이 주는 행복함이 건강을 해친다면, 건강을 지키는 쪽으로 음식 종류를 교체해야 하는데, 현실적으로 무척 어려운 일이다. 때론 당분 덕분에 치과 질환은 인류가 멸망하지 않는 한 사라지지 않을 것 같아서 '치과위생사라는 직업의 생명력이 무척 길겠구나!'라는 자조적인 생각도 했다.

어느 집단, 연령층을 막론하고 교육 현장에서 내가 만난 많은 사람들이 음식물을 대강 씹어서 빨리 먹고 있었다. 밥 먹는 시간이 5분을 넘기지 않는 경우도 있었다. 일부 유아는 씹기 싫은 음식은 다람쥐처럼 입안 볼 옆에 넣어 두고 국물만 빨아 먹고, 건더기는 뱉기도 했다. 이런 광경을 볼 때마다 볼도 있고 치아도 있고 혀도 있는데 왜 사람들이 씹어 먹지를 못하는지 궁금했다.

2010년에 모 지역보건소에서 보철과 틀니 치료 수혜자들 대상의 교육을 내게 의뢰하였다. 구강위생상태가 좋아도 씹기 어려워하는 상황들을 많이 접한 터라, 치아가 빠진 채로 긴 시간을 살아온 사람들에게 맞는 구강위생관리, 음식을 씹고 안전하게 삼키는 방법을 알려주는 내용으로 프로그램을 구성했다. 관련 교육 매체로 마시멜로와 귤을 준비하였다.

'씹어 먹는다'함은 치아의 기능 네 가지를 모두 발휘해야 가능하다. △ 앞니는 자르기. △ 송곳니는 찢기. △ 작은 어금니는 큰 덩어리를 잘게 부수기. △ 큰 어금니는 으깨서 갈기.

앞니를 사용하면 안 되는 사람들(심미적인 이유)도 있지만, 아주 단단하지 않은 음식들은 앞니를 사용해도 괜찮다.

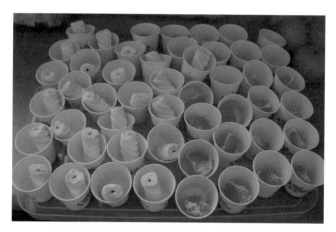

그림 20-1 2010. 11. 23. 지역보건소 보철 치료 수혜자 구강건강교육에 준비한 음식물 교육 매체. 마시멜로는 침만 닿아도 부드럽게 녹여 먹을 수 있고, 귤은 부드럽지만 녹여 먹을 수 없어 씹어 먹어야 함.

마시멜로는 부드러워서 앞니로 자르고, 송곳니로 찢고(송곳니도 그냥 자른다고 보면 됨), 입술을 다물고 작은 어금니와 큰 어금니로 씹으면 타액이 많이 나와서 몇 번 씹지 않아도 금방 사르르 녹아 버려 꿀꺽 목구멍으로 넘어간다.

귤은 부드럽지만, 마시멜로처럼 금방 사르르 녹지 않는다. 귤을 앞니와 송곳니로 자른 후 입술을 다물고 볼과 혀가 씹히지 않도록 천천히 씹어야 잘 으깨져서 삼킬 수 있다.

보철과 틀니를 사용하는 사람들이 부모님으로부터 물려받은 내 치아로 음식물 씹기보다는 불편하겠지만, 단 음식물보다 달지 않은 음식물을 천천히 씹어서 영양소를 섭취하여 스스로 움직일 수 있는 기력을 가질 수 있도록 하는 교육이었다.

보철이나 틀니 치료를 받은 사람 모두 마시멜로는 잘 먹었는데, 귤 먹는 것엔 차이가 있었다. 전체 틀니를 사용하는 사람은 틀니 앞니로 귤을 자르지 못했다. 또 귤을 손에 들자마자 입안에 바로 모두 넣어 버리는 사람도 있었다. 앞니와 송곳니를 이용하여 귤을 먹어본 적이 없기 때문이다.

전체 틀니를 사용하는 사람들이 앞니와 송곳니 부분의 입술 근육과 혀 앞의 근육을 사용할 수 있을까? 어금니 부분으로만 씹는 것은 아닐까? 틀니 아래 잇몸은 씹을 때 자극이 될 텐데 틀니 앞니로는 음식물(국수나 라면 같은 음식물)을 전혀 자르지 못하고 심미적으로만 이용해야 하는가?

교육 후 몇 년 동안 많이 고민했다. 2017년 9월에 틀니 사용자도 씹을 수 있는 껌이 국내에 시판되자마자, 그 껌으로 틀니 앞니를 사용할 수 있는 방법을 집어넣어 프로그램을 구성하기 시작하였다. 이후 내가 진행하는 모든 교육에 물과 껌을 반드시 준비물에 집어넣어 실습하고 있으며, 좋은 효과를 많은 현장에서 확인하고 있다.

그림 20-2에 보이는 빵은 유치원 교사들에게 유아들이 빵 한 입을 몇 초 만에 삼키는지 직접 체험하게 하고, 유아에게 저작 습관이 중요함을 알려 주기 위해 교육할 때 사용한 준비물이다. 교사들과 함께 나도 직접 실습을 하였다. 빵

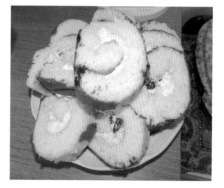

그림 20-2 2017. 4. 25. 유치원 교사 구강건강 교육 저작 실습에 이용한 빵.

은 입속에 들어가 서너 번 씹었더니 무의식적으로 꿀꺽 넘어갔다. 6초도 걸리지 않았다.

부드러운 음식이 유아들에게 씹기의 즐거움보다 녹여서 먹는 즐거움만 주고 있음을 교사들에게 알려 주었다. 유아가 어려서부터 부드럽고 단것만 먹다가는, 조금이라도 질감이 있는 음식은 아예 씹기를 거부하여 편식이 심해지고, 음식을 제대로 씹지 못하는 습관을 만들 수 있다. 음식물 저작이 유아의 성장과 에너지 섭취에도 영향이 있음을 유아 보호자 교육 시간에도 빼먹지 않고 교육한다.

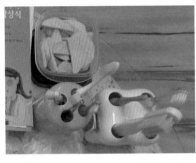
그림 20-3 2017. 4. 11. 어린이집 교사 - 양육자 구강건강교육 고구마 저작 실습.

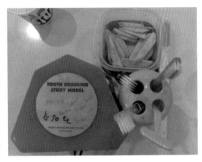
그림 20-4 2017. 6. 13. 어린이집 3-4-5세 3차시 구강건강교육 고구마.

그림 20-3과 20-4를 보면 날고구마가 있다. 씹기 훈련용으로 알레르기를 일으키지 않고, 씹을 때 맛도 좋은 것이 무엇일까? 고민하다가 뿌리채소인 고구마를 선택했다. 날고구마로는 호박고구마가 달달하여 실습용으로 사용하기 좋다.

유아들에겐 그림 20-5에 놓여 있는 고구마 크기를 반으로 잘라 준

구강건강교육 현장 이야기

비한다. 고구마 철이 아닐 때는 당근이나 오이를 준비하기도 한다. 유아들에게 바른 자세(발바닥 바닥에 붙인 후 허리 펴고 팔꿈치 책상에 올리지 않기)로 앉도록 한 후에, 고구마, 당근, 오이 중 준비한 매체를 제공한다.

△ 앞니는 자르기. △ 송곳니는 찢기. △ 입술 다물고 작은 어금니는 큰 덩어리를 잘게 부수기. △ 입술 다물고 큰 어금니는 으깨서 갈기 순서로 실습한다.

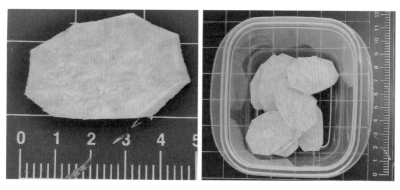

그림 20-5 2020. 12. 29. 성인 장애인. 저작 실습 고구마.

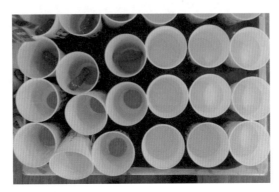

그림 20-6 2016. 4. 12. 어린이집 양육자 구강건강교육 매체. (과자, 당근, 물)

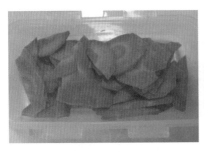

그림 20-7 2019. 3. 26. 유치원 유아 구강건강교육 당근 매체.

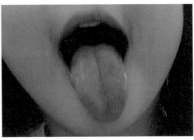

그림 20-8 2019. 3. 26. 유아가 당근을 모두 먹은 후 혀 상태.

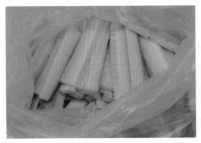

그림 20-9 2016. 5. 3. 어린이집 유아 구강건강교육 오이 매체.

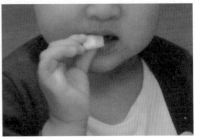

그림 20-10 2016. 5. 3. 유아가 바른 자세로 오이를 송곳니(앞니가 빠졌음.)로 자르는 모습.

구강건강교육 현장 이야기

2016년부터 2019년까지 4년 동안 동일한 어린이집과 유치원들을 방문하여 연령별로 유아구강건강교육 프로그램을 만들어 진행하였다.

오이나 당근, 고구마 등을 싫어하는 일부 유아들은 첫 교육엔 먹기 싫어서 울고, 그다음 해엔 앞니로 잘라서 입안에 넣긴 했는데 씹는 게 싫어서 울고, 그다음 해엔 앞니로 자른 후 입술을 다물고 씹긴 씹었는데 액체만 마시고 건더기는 삼키기 싫어서 울었다.

그렇지 않은 유아들은 씹기에 집중하는 이 시간을 무척 좋아했다. 다 먹고 난 후에 그림 20-8처럼 혀를 내밀어 혀 위에 음식물 조각(식편)이 있는지 거울을 보며 관찰하는 방식이다. 나를 따라서 실습에 잘 참여한 유아들의 혀 위에는 무엇을 먹었는지 알 수 없게 음식물 조각(식편)이 하나도 남아 있지 않고, 물로 씻은 듯이 깨끗하였다.

음식을 먹었는데, 치아에 달라붙지도 않고 씻은 듯이 깨끗한 혀를 보는 것은 이 교육의 가장 큰 즐거움이다. 자세를 바로 하고 입술을 다물고 먹으면 타액이 많이 나온다. 유연한 혀가 타액과 함께 입안에 있는 음식물 파편 등을 한데 모아 덩어리로 반죽하여 치아의 씹는 면 위에 올려 준다. 그러면 치아가 부수고 갈 수 있도록 혀와 볼이 도와주고, 음식물이 죽처럼 만들어지면 꿀꺽 삼킬 수 있다.

유아들은 음식을 씹을 때마다 뇌에 자극을 주고, 씹는 행위는 유아들의 턱뼈가 자라도록 자극을 줘서 영구치가 나올 때 부정교합 상태를 완화시킬 수도 있다. 음식물을 씹을 때 나온 타액 속 소화액과 꿀꺽 삼킨 후 위에서 분비된 소화액은 음식물이 잘 소화되도록 하니 잘 씹고 삼키면 뱃속도 편안하다.

잘 씹어 먹은 아이는 에너지를 잘 섭취하여 신체활동을 잘할 수 있는 힘이 있다. 낮에 잘 활동하면 밤에 푹 잘 수 있어서 성장에도 도움이 된다. 이 교육을 4년 지속하는 동안 어떤 연령대 유아들 중에는 연속으로 내리 교육받는 행운을 누린 집단도 있었다. 유아들에게 나타난 변화를 간단하게 이야기하면 아래와 같다.

날고구마를 먹기 싫어 울던 유아가 그다음 해 교육 시간에, 다른 친구들처럼 자세를 바로잡고 실습에 참여하였다. 그리고 친구들처럼 다 먹고 나서 자랑스럽게 혀를 내밀어 거울로 관찰했다. 혀 위에 음식물 조각이 하나도 없이, 자신도 잘 씹어서 제대로 삼켰음을 확인하는 장면은 해마다 등장했다.

그 모습을 본 나와 유아 교사와 친구들. 그 자리에 있는 모든 사람들이 잘했다고 박수를 쳐 주었다. 박수를 받고 칭찬받아 뿌듯했던 유아의 얼굴 표정. 급식 시간 지도에 애먹던 교사와 먹기 싫은 음식을

구강건강교육 현장 이야기

먹어야 하는 고통스러운 시간을 보내던 유아 모두에게 의미 있는 순간이었다.

7세의 경우, 초등학교 들어가서 급식 먹을 때 그 시간을 피하고 싶은 시간으로 만들지 않음을 의미하기도 한다. 가정과 유치원에서도 하기 어려웠던 씹기 훈련으로 음식을 물고 있는 습관을 바꾸는 데만 약 1~2년이 걸린 것이다.

어떤 유아는 고구마나 당근을 씹지 않고 빨아 먹었다. 이 실습 시간에 어린이집 보육교사나, 유치원 유아교사는 나와 함께 유아들의 먹는 상태를 자세히 관찰했다. 잘 씹지 못하고 실습을 힘들어하는 유아들은 대부분 평소 급식 시간에도 먹는 시간이 유난히 길거나, 입안에 음식물을 넣은 후 씹지 않고 계속 물고 있거나, 고기는 먹는데 나물은 먹지 않고 골라내는 편식이 있다고 했다.

그럴 때면 자세를 바로잡아 주거나, 코를 풀어 주거나(코가 막혀 있으면 입으로 호흡하면서 먹어야 하니 잘 씹기가 어렵다.), 씹는 모습을 직접 보여 주는 방법으로 진행하였다. 유아가 음식물을 앞니로만 씹고 어금니로 씹지 못하면, 입안에 어떤 문제가 있을 수 있다는 신호다.

그중 하나가 어금니에 충치가 깊어서 아예 씹기가 불가능한 경우다. 유아가 자기 전에 스스로 이를 닦고 나서 보호자는 마무리 칫솔질을 해 줘야 한다. 유아를 바닥에 눕힌 후, 치과의원에 가서 진료 의자에 누운 것처럼 보호자의 무릎 위에 유아의 머리를 올리면 머리맡에서 입안을 자세히 들여다볼 수 있다. 손전등이나 휴대폰 불빛을 이용하면 어금니 부위 충치도 대개 쉽게 발견할 수 있다.

어떤 유아는 6세구치(만 6세에 올라오는 영구치 어금니)가 나오지도 않은 어린 나이지만, 영리하고 똑똑해서 스스로 할 일은 야무지게 잘하고 있어 구강에 별문제가 없는 줄 알았단다. 단지 유난히 긴 점심 식사시간이 문제였다. 담당 교사는 이도 잘 닦고 식사도 잘하고 있는 이 유아가 왜 오래 먹고 있는지의 문제를 함께 해결하기 위해 나와 의논했다.

치과위생사로서 실천 가능한 방법을 정리하여 담당교사에게 아래와 같은 내용을 전달하였다.

△ 입안이 씹기 어려운 응급 상황이니 치과의원 방문을 신속하게 한다. △ 치료비에 문제가 있다면 도움을 줄 수 있다. △ 혹시 치료비 지원이 가능한 곳이 있다면 보호자와 함께 의논한다. △ 담당 보육교사는 핸드폰으로 찍은 유아의 윗니 아랫니 사진을 보호자에게 전송하여 현재 상태를 알려 준다.

구강건강교육 현장 이야기

담당 보육교사는 그 교육 후 바로 지역에서 유아의 치료비 지원이 가능한지 사회복지사와 의논했지만, 그 유아는 지원 대상에 해당되지 않는다고 하였다. 보호자는 유아의 입안 상황을 잘 몰랐다가, 보육교사의 연락으로 현재 상태를 제대로 인지했고, 유아가 치과 치료를 받았다는 소식도 어린이집에 알려 주었다고 했다.

보육교사는 치과 치료를 받아 예쁜 은니를 씌운 유아의 양쪽 어금니 사진과 유아가 내게 고맙다고 인사하는 동영상을 찍어서 보내기도 했다. 그리고 이제 음식물도 꼭꼭 씹어서 아주 잘 먹는다는 내용도 함께였다.

그 아이가 수줍게 웃으며 내게 보내는 인사에 마음이 뭉클해져 눈시울을 적신 날이기도 했다. 유아의 문제 해결은 결국 보호자와 담당 보육교사가 했는데도 내게 고맙다고 한 것은 유아의 긴 식사시간의 원인을 찾아냈고 방향을 알려 줬기 때문이다. 이름도 예쁜 그 아이가 건강하게 잘 자라기를 항상 바란다.

음식물을 씹어 먹을 수 없는 문제는 장애와 비장애를 가리지 않으며, 노인이나 어린아이 등 나이도 가리지 않음의 증거를 현장 교육할 때마다 만나고 있다. 다음은 제대로 씹지 못하는 사람 이야기다. 어떤 이유로든 한쪽으로만 씹으면 입안은 어떻게 될까? 입안은 균형이 무너지고 전신건강에 영향을 미칠 것이다.

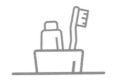

치아에 붙은 치석

장애인 중에는 입안에 치아가 많이 있어도 음식물을 제대로 씹지도 않고, 그저 꿀떡꿀떡 삼키기만 하는 사람들도 있다. 다른 이유도 있겠지만, 부정교합이 심하거나 구강 근육의 힘을 제대로 키우지 못한 점도 하나의 이유라고 생각한다.

그림 21-1을 보면 앞니는 위아래가 열려 있고, 전체적으로는 위 치아와 아래 치아가 맞물리기 어려운 부정교합 상태다. 음식은 치면세균막이 분홍색으로 남아 있는 치아 쪽으로만 주로 씹어 먹었다. 음식물을 안 씹어 먹은 쪽 치아엔 치아 사이와 치아와 잇몸 사이에 노란색 치석이 달라붙어 있다. 이 사람은 여러 회 구강건강교육에 참여하였고 배운 대로 이를 열심히 닦고 있지만, 치아에 붙어 있는 치석은 칫솔로 제거되지 않아서 계속 치아에 남아 있었다.

구강건강교육 현장 이야기

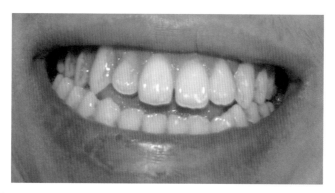

그림 21-1 2011. 6. 3. 20대. 남. 지적장애. 부정교합. 치면세균막 착색 후 집단 이 닦기 실습 후 상태. 치면세균막이 칫솔질이 안 된 부위에 분홍색으로 남았다.

치과의원에 가서 치석을 제거하고 치아를 교정하면 문제가 해결되려나? 앞에서 살펴본 장애인들 문제가 이 사람에게도 동일하게 등장했다. 사람마다 모두 나름의 사정이 있고 해결하지 못하는 문제들이 있으니 내가 해 줄 수 있는 것은 역시 교육뿐이었다.

그림 21-2를 보면 씹어 먹는 쪽과 안 씹어 먹는 쪽 치아에 붙은 치석이 확연히 차이가 난다. 음식을 먹을 때 채소로 만든 음식과 과일 등은 치아 표면을 씻어 주기도 한다. 그래서 같은 양의 과자와 일반 음식을 먹고 난 후에는 치아에 달라붙은 음식물 찌꺼기 양이 다르다. 김치나 샐러드를 먹고 난 다음보다 과자를 먹고 난 다음에 이를 닦아야 할 부분이 훨씬 많은 이유다. 어떤 이유로 한쪽으로만 씹었는지 알 수 없지만, 음식물을 씹은 쪽 치아들은 같은 입안인데도 좀 더 깨끗하

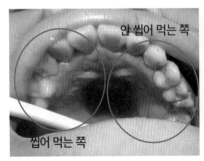
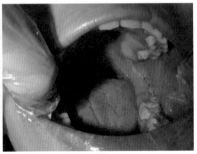

안 씹어 먹는 쪽

씹어 먹는 쪽

그림 21-2 2011. 6. 3. 입천장 쪽 치아에 붙은 치석.

고, 안 씹어 먹은 쪽은 위생상태가 훨씬 더 불량함을 확인할 수 있다.

보통 장애인 관련 시설이나 가정에서 먹는 간식들은 과자나 단 음식 종류가 많다. 그런 간식을 먹은 후에는 채소나 과일을 먹었을 때보다 치아에 달라붙는 면적이 넓어서 치아의 모든 면을 세심하게 닦아야 한다.

이 사람은 그렇게 닦지도 못했고, 좌우로 음식물을 고루 씹지도 못해서 쌓인 결과가 그림 21-2이라고 본다. 이 상태로 그냥 살아가면 어떻게 될까? 그렇게 살다 보면 치은염 및 치주 질환이 심해져서 언젠가는 저 치아들이 모두 빠져 버릴 것이다. 2011년 6월 3일 이후에 치과 치료하고 치석을 제거했다고 그다음 회 교육했던 날에 사회복지사가 알려 줬는데, 그 상태를 찍어 놓은 사진은 찾지 못해서 비교할 수 없

구강건강교육 현장 이야기

음이 아쉽다.

가끔 이런 상태를 보면서 상상한다. 치아에 달라붙어 있는 치석들을 제거하고 나면 몸이 더 가볍게 느껴지지 않을까? 상큼한 기분일까? 원래부터 가지고 있었던 것처럼 닦아도 떨어지지도 않던 치석을 없애 버린 후 기분은 어떨까?

장애인들은 말로 자신의 기분을 표현하지 못하는 대신에 항상 나를 보고 웃어 줬다. 나는 그들의 얼굴에 핀 여름 해바라기 같은 환한 그 웃음으로 궁금함을 대신하곤 했다. 장애인의 비슷한 입안 문제들과 비슷한 교육 참여 거부 반응들. 하지만 아픔이 해소된 후 보여주는 웃음은 비슷한 사람이 없다. 그들의 웃음은 각각이 고유하지만 모두가 찬란하게 빛나는 아름다운 웃음이다.

다른 참여자 여러 명도 치과 치료를 받았다는 이야기들로 우리는 서로 행복했는데, 그분들 부모님 얼굴은 어두웠다는 이야기를 사회복지사가 넌지시 들려줬다. 위 잇몸에 고름 주머니가 두 개나 있던 사람은 아버지와 함께 치과에 가서 진료도 받고 치석도 제거했다고 싱글벙글하였지만, 아버지는 앞으로 치과 치료 받을 내용과 비용 걱정으로 얼굴이 어두웠다는 내용이다.

가끔 장애인 부모님들이 교육 중에 참여하시기도 한다. 참여해서는 내 손을 꼭 잡으며 정말 고마워한다. 자식을 키워 본 사람이면 꼭 잡은 손의 온기가 무엇을 말하는지 잘 안다.

"할 수 없어요.", "알아듣지 못할 거예요.", "따라 하지 못할 거예요.", "그런 거 말고 이 닦기만 알려 줘요.", "그냥 설명하지 말고 닦아만 주세요."

교육 현장에서 가장 많이 듣는 말들이다. 치매 노인이라서, 장애인이라서, 유아라서, 사춘기 청소년이라서 안 하고 못 하는 게 당연하다는 오만과 편견이다. 부모, 교사, 사회복지사, 장애인 당사자보다도 지속적인 재교육을 통해 좋은 변화들이 생긴다는 것은 내가 더 잘 안다. 사랑하는 사이일지라도, 타인을 이러저러한 범주에 속한다고 구분하고, 그래서 이러저러한 것을 할 수 있다 없다고 단정하는 권한을 누가 그 사람에게 주었는가?

'꾸준한 재교육 후에는 교육 전보다 바람직한 변화가 반드시 나타난다'는 결론은 많은 현장에서 구강건강교육을 진행해왔던 경험에 근거한 신념에서 나오는 말이다. 단, 재교육에는 '맞춤'과 '디테일'이 필요하다.

구강건강교육 현장 이야기

2013년 이후 내 건강이 급격히 나빠져서 교육을 종료했고, 그 장애인 시설과의 인연은 끊겼다. 장애인들은 한 번 익힌 습관은 쉽게 바꾸지 않는다. 아주 느린 변화지만, 그 변화는 힘이 있어서 장애인들이 계속 실천하고 있는 것을 자주 경험했다. 그 사람들과 다시 만나지는 못하지만, 배운 대로 실천하며 살아가고 있으리라 믿고 있다.

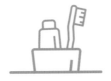

씹기 어려운 사람들

틀니나 임플란트도 없이 입안에 치아가 하나뿐인 사람은 어떻게 음식을 먹을까? 그림 22-1은 2020년 5월부터 11월까지 방문 구강건강교육을 4회 받은 사람의 치아다. 왼쪽 윗니 송곳니만 입안에 있다. 2019년 8월에 처음 만났는데, 입은 항상 벌어져 있고, 가만있을 때면 혀를 좌우로 잇몸 사이에 넣어 씹는 행위를 자주 하였다.

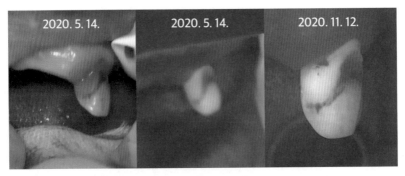

그림 22-1 2020. 5. 14. - 2020. 11. 12. 50대. 여. 지적장애.
분홍색으로 물든 부분이 치면세균막 부착 부위.

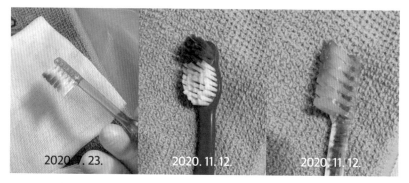

그림 22-2 2020. 7. 23. - 2020. 11. 12. 하나 남은 치아를 닦은 칫솔들 상태.

이분은 입안에 하나 남아 있는 송곳니가 턱뼈 유지에 큰 역할을 하고 있었다. 그 치아의 중요성을 사회복지사와 활동지원사에게 설명하고, 치아를 오래 보존하는 관리 방법을 자세하게 알려 주었다.

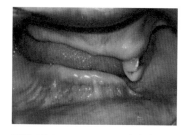

그림 22-3 2020. 11. 12. 하나밖에 없는 치아.

△ '정민숙구강내외마사지법'. △ 구강 내 잇몸과 점막 마사지. △ 하나 남은 치아 닦기. △ 혀 운동. △ 시계 소리 내기. △ 딱딱한 껌을 입천장에 대고 혀로 빨거나 잇몸으로 씹은 후 뱉기.

이분은 음식물을 씹을 수가 없어 마시듯이 먹는다고 하였다. 입안 상황이 음식물을 한 숟가락 넣으면 후루룩 마실 수밖에 없다. 돌봐 주는 활동지원사와 관계는 상당히 좋아 보여서, 틀니에 덜 달라붙는 껌 (시중에서 판매하는 껌보다 딱딱하고 질기다. 타액 자극 효과가 있어 입안에 넣으면 타액이 확 나온다. 치과나 약국에서만 판매한다.)을 주고, 다른 사람 교육하는 동안 옆방에서 활동지원사에게 껌 씹기 연습을 부탁하였다.

그림 22-4에 보이는 입으로 씹은 껌의 변화가 그림 22-5다. 2020년 5월 14일에는 3분 이상 혀와 잇몸으로 으깬 결과이고, 2020년 9월 17일에는 30초 정도 으깬 결과다.

활동지원사와 담당 사회복지사는 그분의 몸짓과 웅얼거리는 소리가 무엇을 말하는지 잘 알아듣고 있었다. 2020년 9월 17일부터는 반드시 "껌 씹어요."라고 말한 후 말소리를 따라 하게 하고, 하루 한 톨 정도 씹기 훈련을 부탁했다. 자신의 행위를 표현하는 말을 제대로 알려 주면서 문장이 아닌 낱말이라도 소리를 내서 말하게 하고 싶었다.

그날 내가 그 사람에게 "이게 뭐예요?"라고 물으니 "껌."이라고 분명하게 대답하였고, 두 달 정도 후인 11월 교육 4차시엔, 잇몸으로 혀를 씹는 행위를 보이지 않았다. 활동지원사 이야기로는 한 숟가락 음식물을 입안에 넣은 후에 바로 삼키지 않고, 교육 전보다 좀 더 우물거린 후에 삼킨다고 하였다.

구강건강교육 현장 이야기

그리고 자신의 의사를 언어를 통해 더 많이 전달하려고 하고, 나와 눈 마주침을 더 오래 하였다. 발음도 2019년 8월보다 더 명료해졌음을 확인하였는데, 활동지원사와 사회복지사는 그런 미세한 변화를 잘 느끼지 못했다. 그런 변화는 정말 느린 속도로 나타나서 자주 만나는 사람들은 체감하기 어려울 수도 있겠다고 생각했다. 어쨌든 기분 좋은 변화였다.

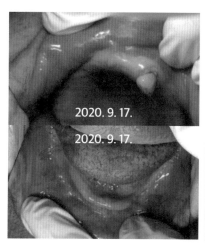

그림 22-4 윗니. 아랫니.

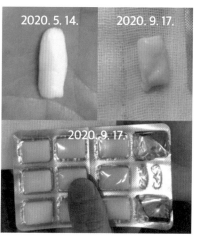

그림 22-5 저작 훈련용 껌과 씹고 난 껌.

이 사람에게 틀니가 생기면 더 잘 먹고 삶의 질도 올라갈까? 스스로 틀니 사용을 감당할 수 있을까? 틀니 없이 이대로 사는 게 나을까? 해답은 앞으로 이 사람과 계속 만나면서 찾아볼 일이다.

5_ 어떻게 먹고 있을까?

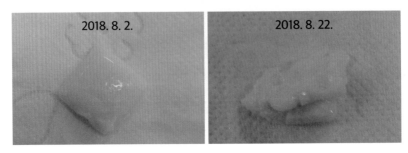

그림 22-6 2018년. 20대. 여. 발달장애. 8월 2일과 8월 22일 껌 저작 상태.

씹지 못하는 또 다른 사람 이야기가 있다.

음식물을 씹지 못하는 장애인들에게 어떻게 하면 위아래 치아를 이용하여 음식물을 씹어서 뇌에 자극을 주고, 혀와 치아와 점막으로 느낄 수 있는 먹을 때의 즐거움을 알려 줄 수 있을까? 라는 고민을 많이 했다.

먹으면 무조건 삼키기만 하던 사람도 교육에 거듭 참여할수록 껌을 입술 밖으로 뱉는 것을 보면서 훈련 방법을 완성하였다. 2017년 9월 이후, 씹지 못하는 장애인들에게 껌 저작 훈련을 매번 했는데, 그때마다 효과가 좋아서 프로그램에 반드시 집어넣고 있다.

2018년에 모 장애인 주간보호센터 시설 이용자들 교육에도 껌 씹기 훈련을 집어넣었다. 교육 종료 후 과제를 내주었다. 다음 회 교육

구강건강교육 현장 이야기

때까지 매일 점심 식후 이 닦기와 껌 씹기. 다 씹은 후 휴지에 뱉은 껌도 사진 촬영을 부탁했고, 담당 사회복지사는 매일 실천한 결과를 사진으로 찍어 내게 전송하는 수고를 마다하지 않았다.

그 결과, 1주 1회 간격으로 한 달 동안 4차시 프로그램을 진행하였는데, 전혀 씹지 못하던 사람이 2018년 8월 2일 1차시보다 8월 22일 4차시에 껌의 으깨진 상태가 달라져서 우리 모두 박수를 쳤다. 그림 22-6에 나타난 변화가 이 사람의 껌 씹기 결과다.

이 훈련 후 식사할 때도 입술을 다물려고 하고, 좀 더 씹어서 삼키려고 하는 모습도 보였다고 하였다. 이렇게 이 닦기, 뱉기, 껌 씹기, 삼키기 등에서 상태가 좋아짐이 보였는데, 본인 개인 사정으로 이후 시설 이용이 뜸해져 만나기 어려워 얼마나 더 좋아졌는지는 확인할 수 없었다.

껌 씹기 훈련 방법은 누구에게나 동일하다. 특히 이 닦기 실습을 직접 할 수 없는 조건에서도 껌 씹기는 실습이 가능하고, 간혹 맛이 너무 강하다며 싫어하는 사람도 있었지만 대부분은 좋아했다. 구토 반사가 심한 어느 노인은 껌을 씹자마자 토할 것 같아서 자신의 타액을 삼키기 싫다며 실습을 거부한 경우도 있었다. 이런 경우엔 처음 상태의 타액은 뱉고, 약 30초 정도 더 씹으면 자일리톨 특유의 단맛이 부

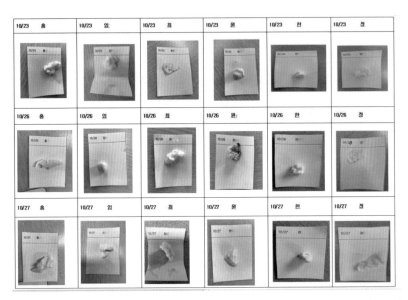

그림 22-7 2020년도 장애인 시설 이용자 껌 씹기 훈련 상태. 10월 22일 교육을 받은 6명 참여자들에게 교육 후 계속 껌 씹기 훈련하고 있는 사진들. 담당 사회복지사의 꾸준한 실천으로 모두 잘 씹고 있음을 알 수 있다.[14]

드럽게 느껴져 타액을 삼키는 데 별문제가 없었다.

2017년 9월에 틀니에 덜 달라붙는 자일리톨 껌이 국내에 시판되었다. 2017년부터 틀니와 임플란트 보철물 사용자에게도 껌으로 저작 훈련을 할 수 있도록 준비하여, 영아를 제외한 모든 연령의 교육 프로그램에 이 내용을 집어넣었다.

---

14)   출처: 김선화 사회복지사

입안에 틀니와 보철물이 없으면 일반 자일리톨 껌도 괜찮다. 그러나 일반 자일리톨 껌은 틀니나 보철치아에 달라붙기 때문에 전 연령대 교육 참여자에게 사용할 수 없다. 한 가지 매체로 모든 연령대에 사용 가능한 제품을 찾다 보니 이 껌을 이용하게 되었다. 씹는 시간은 20분 정도를 권한다. 너무 오래 씹으면 턱이 아프다.

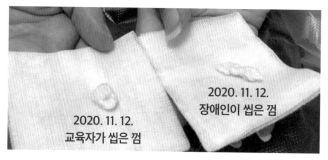

그림 22-8 잘 씹은 껌 상태. 교육자가 씹은 껌 : 동그랗게 만들어서 혀 위에 올린 후 잠시 멈춰 있다가 뱉었다. 혀에 힘이 없으면 껌이 혀 위에서 굴러떨어진다.
장애인이 씹은 껌 : 동그랗게 만들지 못했다. 혀와 입술에 힘을 줄 수가 없었기 때문이다. 혀에 힘이 없으면 혀 위에 껌을 올려놓고 멈춰 있을 수 없다.

장애인들은 껌을 앞니나 송곳니로 자르는 행위 등을 무척 어려워한다. 해 보지 않았기 때문이다. 대부분 음식물이나 껌을 입안으로 바로 넣은 후 어금니로만 씹는다. 껌을 앞니나 송곳니로 잘라서 입안에 넣은 후엔 입술을 다물고 씹어야 하는데, 입술을 다물면 근육을 움직이는 데 미숙해서 완전히 동작을 멈추고 씹지 못하는 사람도 있었다.

평소처럼 입술을 벌리면 그제야 껌을 씹기 위하여 구강 근육을 움직일 수 있었다.

껌을 씹고 난 다음에 타액은 삼키고 껌만 뱉어야 하는데, 주르륵 흘러내리는 타액과 함께 껌을 뱉거나, 아니면 타액과 함께 껌을 꿀꺽 삼켜 버렸다. 입안에 건더기는 두고 액체만 삼키는 행위를 못하거나, 액체는 삼키고 건더기만 입술 밖으로 뱉지 못하기 때문이다. 자신 입안의 혀를 태산처럼 무거워해서 '메롱'해 보라고 하면 아랫입술 밖으로 혀를 내밀지 못했다. 그런 장애인들의 껌 씹기 연습 결과가 그림 22-7에서 볼 수 있는 정도까지 되기까지 3~4년의 연습 기간이 필요한 경우도 있었다.

입안에서 오른쪽 20회, 왼쪽 20회를 두 번 반복해서 껌을 씹으면, 딱딱했던 껌이 부드러운 반죽으로 변한다. 타액을 삼킬 때는 목젖에 손을 갖다 대 보게 해서 꿀꺽 삼킬 때 목젖이 올라갔다가 내려오는지 확인시킨다. 씹을 때 손바닥으로 양 볼을 감싸 보면, 볼과 혀가 얼마나 부지런하게 껌을 씹을 수 있도록 해 주는지 느낌으로 알 수 있다.

껌을 뱉을 때는 껌을 입술과 앞니와 혀로 동그랗게 만들어서 입 밖으로 뱉는다. 그림 22-7을 보면 동그랗게 된 형태도 있고 그렇지 않은 형태도 있다. 혀와 입술 근육을 마음대로 사용하지 못하면 동그랗게 만들 수 없다. 하루에 한 번 껌 한 톨을 위와 같이 씹고 뱉을 때 동그랗게 만들기를 한 달 동안 연습하면, 입술과 혀끝의 힘이 좋아져서 틀니 어금니 양쪽에 달라붙던 껌을 한곳으로 모아 씹을 수 있고 틀니에 껌도 달라붙지 않는다.

이 실습은 한 달이 아니라 3주만 해도 좋은 결과가 나오는데, 그 이후엔 껌을 씹지 않아도 근육이 껌 씹을 때처럼 움직여서 식사하기가 좀 더 수월해진다.

2014년부터 2017년까지 4년 동안 연 1회 고등학교 남학생들에게 일반 자일리톨 껌으로 학급별 실습을 했었다. 처음 교육에 참여하는 1학년 땐 산만한 분위기였어도, 2학년 땐 제대로 수업에 집중했다. 모든 학생이 허리를 펴고 바른 자세를 한 후 입술을 다물고 코로 호흡하면서 5분 동안 씹기를 했다. 수업 시간에 늘 누워 자던 학생들도 일어나서 함께 참여했다.

단 음식물보다 씹어서 먹을 수 있는 음식물을 많이 먹어 졸업 후 균형 잡힌 얼굴과 건강한 신체로 행복한 성인이 되길 바란다는 인사를 하며 수업을 마무리하면 다들 좋아했다. 2021년에도 그 학교 학생과 만나고 있다. 방송으로는 1, 2학년과 만나고, 3학년과는 수업시간에 지속적으로 만난다. 생활방역을 실천하면서 껌 씹기를 훈련하고 있다. 이 수업을 받은 학생들의 20대가 어떨지 궁금하다.

교육 초창기에는 교육을 의뢰한 담당자들이 '이 닦기 후 물로 헹구기'를 프로그램에 넣으면 참여자들이 물을 엎지를까 봐 걱정했고, 껌을 이용할 땐 뒤처리를 걱정했다. 나눠 준 거즈나 휴지에 동그랗게 만든 껌을 뱉어 상태를 확인하고서 잘 싸서 버리는 행위까지 교육 내용에 들어 있지만, 교육 후에도 실습하라고 나눠 준 여분의 껌을 학생들이 제대로 처리할 수 있을지에 대하여 선생님들의 불안감이 있었다.

실제로 껌 실습을 처음 했을 때는 교실 천장에 껌을 붙여 놓은 학생도 있었지만, 수업 후 껌 처리를 제대로 하지 않으면, 후배나 본인의 다음 교육엔 껌을 사용할 수 없으니 각자 쓰레기 처리를 잘해야 한다고 신신당부하였다. 그 덕분인지 껌으로 인한 문제는 지금까지 발생하지 않았다.

저작 행위를 직접 음식이나 껌을 이용하여 실습 프로그램에 집어넣은 이후, 연속 재교육을 받은 동일한 대상자들(장애인들, 유아들, 지역아동센터 이용 학생들, 노인들, 성인들)은 3년이 지난 후엔 이 교육을 처음 받는 집단보다 연령에 상관없이 집중도가 높아졌으며 자기 절제력도 많이 생겨 프로그램 참여도도 아주 좋았다.

구강건강교육 현장 이야기

잘 먹는다는 것은 포만감을 느낄 수 있어야 하고, 음식물을 먹을 때는 입안에 아픈 곳이 없어야 하며, 먹고 나선 소화가 잘되어 속이 불편하지 않아야 하고, 시간이 지나면 편안한 배설로 이어져야 한다. 틀니를 사용하는 사람들은 원래 내 이처럼 잘 먹을 수는 없을까? 틀니와 음식물 먹기에 대한 이야기를 해 보겠다.

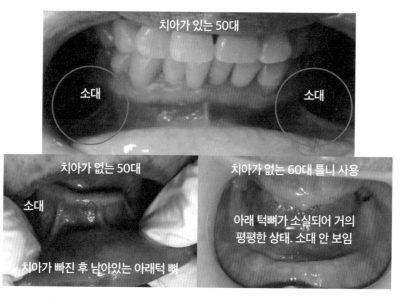

그림 22-9 아랫볼 소대. 치아가 없으면 턱뼈가 소실되어 소대도 축소되고, 음식 먹을 때 볼의 힘을 제대로 발휘하기 어렵다.

그림 22-9를 보면 치아가 박혀 있는 턱뼈와 입술 볼을 연결해 주는 소대가 있다. 치아가 있어야 이 소대가 턱뼈에 넓게 붙어 있는데, 치아가 빠지면, 턱뼈가 점점 소실되어 말 등처럼 도톰해야 할 부분이 사

라져 평평해진다. 볼과 입술, 혀 등 구강 근육은 씹을 때 힘차게 잘 움직여서 치아의 씹는 면으로 음식물을 밀어내는데, 소대가 붙어 있는 부분이 적을수록 이런 활동이 어렵다.

볼과 혀가 잘 움직여야 타액도 많이 나오는데 구강 건조 증세까지 있으면 입안에서 모래알처럼 음식물이 흩어지니 밥을 국물에 말아 씹지도 않고 마시는 것처럼 먹는다. 물이나 국에 말아서 음식물을 먹다 보면 씹는 근육이 점점 퇴화해서 시간이 지날수록 더 씹기가 어려워진다.

치과에서 틀니를 만들어 줄 때, 이런 문제까지 감안하여 구강 근력을 키우고 잘 씹는 방법까지 알려 주는 것은 어떨까? 현재로선 쉽지 않을 것이다. 아무튼, 틀니의 물리적인 부분만 점검하고 수리하는 정기검진이 아니라, 그 틀니를 사용하여 제대로 씹어 먹을 수 있는 근육 운동 방법에 대한 교육 훈련까지 치료 행위에 포함될 수 있길 바라는 마음이다.

2019년과 2020년에 원주의료복지사회적협동조합에서 의뢰했던 세 군데 경로당 노인 교육을 동일 장소마다 일주일 간격으로 3회 진행했었다. 그림 22-14 준비물을 이용한 경로당에는 참여자의 80% 이상이 틀니를 이용하고 있었고, 2020년 1월 20일 교육 1차시에 껌 씹기 실습을 하니, 틀니 이용자 대부분 틀니에 껌이 달라붙었다.

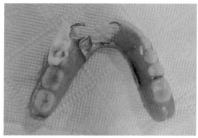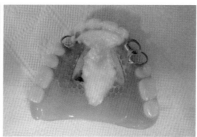

그림 22-10 / 그림 22-11 2020. 1. 20. 틀니에 껌이 붙어 있는 모습. 혀로 달라붙은 껌을 밀어낼 기운이 하나도 없는 사람의 틀니 모습. 껌이 붙은 위치에 따라 혀를 어떻게 움직여야 달라붙은 껌을 밀어낼 수 있는지 교육하고, 3주 훈련하면 대부분 이 상태에서 벗어난다. 처음 시작할 땐 입안에 타액이 충분히 나오게 한 후 실습한다.

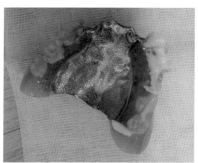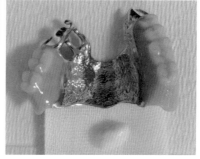

그림 22-12 2020. 1. 20. 틀니에 껌이 붙어 있는 모습. 구강 근육이 유연해지고 혀의 근력이 좋아지면 3주 정도 후에는 껌이 달라붙지 않거나 달라붙은 껌의 양이 적어진다.

그림 22-13 2021. 2. 16. 천안 거주 노인. 2월 2일에 1차 교육을 했고, 2월 16일에 3차 교육을 했는데, 틀니를 끼고서 껌을 씹은 후 동그랗게 만들어 뱉은 상태다. 틀니에 껌이 달라붙지 않았다.

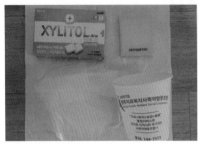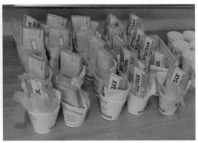

그림 22-14 2020. 1. 20. 원주의료복지사회적협동조합에서 의뢰했던 경로당 노인 교육 준비물. 위생 장갑을 낀 후 마사지를 배우고, 껌을 이용하여 씹기와 삼키기를 훈련한다. 편마비(얼굴 한쪽에 마비)가 있으면 그 상태에서 어떻게 양쪽으로 씹을 수 있는지 음식의 질감을 파악한 후 같이 의논한다.

교육 후 '정민숙구강내외마사지법' 자기 전 하기, 시계 소리(입모양을 똑 → 오, 딱 → 이, 에 모양으로 정확하게 만들기) 내기, 입체조 매일 연습하고, 실습하고 남은 껌은 '하루에 한 톨씩 자기 전에 구강위생관리 후 20분씩 씹기'로 과제를 냈다.

2020년 2월 11일에 3차시를 진행했을 때, 참여자 거의 대부분이 틀니를 끼고 껌을 씹은 후 거즈에 뱉어 냈다. 신기하게도 처음 실습할 때처럼 껌이 달라붙지 않았다며 좋아했다. 한두 분 틀니에 달라붙은 껌도 소량이었다.

이분들에게 3주 좀 지난 기간 동안 무슨 일이 일어난 것인가?

구강건강교육 현장 이야기

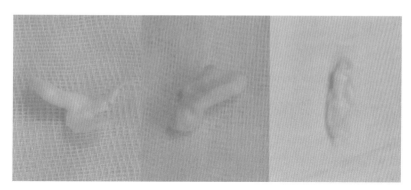

그림 22-15 2020. 2. 11. 틀니 끼고 저작 후 뱉은 껌. 껌을 동그랗게 만들기는 어려워했다.

교육 전과 입안 상태는 같은데, 구강 근육 마사지와 혀를 움직이는 입체조, 사레를 방지하여 흡인성 폐렴 위험도를 낮추는 후두개 조절 연습, 시계 소리 내기(여기에선 하루 1회 30번씩)를 했을 뿐이다.

교육 전보다 입안에서 타액도 많이 나와 절편에 바른 참기름처럼 틀니를 감싸 주고, 유연해진 볼과 혀, 입술 등의 구강 근육이 제 할 일을 더 잘하게 되었을 뿐이다. 틀니를 끼고 껌을 마음대로 씹으면, 씹을 때 틀니 아래 잇몸 점막을 자극해서 뇌에도 영향을 미친다. 만일 음식물을 껌 씹듯이 씹을 수 있고 신체가 건강하다면 굳이 따로 시간을 내어 구강건강교육에 참여하지 않아도 된다고 생각한다.

대한치과의사협회에선 2019년도 1월에 '치아 손실이 많으면 치매 발생 확률 높다'라는 내용으로 카드뉴스를 제작하여 대국민 홍보 활동을 하였다.

'음식을 씹는 것은 단순히 영양 공급뿐만 아니라 뇌의 기능을 활성화하는 데도 중요한 역할을 하고 있다. 특히 노년기의 씹는 행위는 기억력을 좋게 해서 치매를 예방하는 데 도움이 된다.

실제로 일본 규슈대 연구팀이 5년간(2007~2012년) 60세 이상 노인 1566명의 치아 상태와 치매와의 관련성을 조사했더니, 치아가 1~9개 있는 노인은 치아가 20개 이상 있는 노인보다 치매에 걸릴 확률이 81% 높다는 연구 결과가 나왔다.

이유는 음식물을 씹는 행위가 뇌의 혈액순환을 촉진하는데 치아가 적으면 음식을 잘 씹지 못하고 이로 인해 뇌의 혈액순환이 원활히 공급되지 않아 생기는 '혈관성 치매' 위험이 높아지기 때문이다.

평소 씹는 능력을 기르는 운동을 하는 것도 치매 예방에 도움이 된다. 턱·입술·혀 등 안면 근육을 풀어 주는 구강 운동을 하면 되는데, 입술을 다물고 양쪽 볼을 크게 부풀리거나, 입을 최대한 크게 벌렸다가 오므리고 좌우로 움직이면 씹는 능력을 기를 수 있다.

구강건강교육 현장 이야기

··· 이하 후략'[15]

    내가 현장에서 실습하는 내용과 대한치과의사협회의 카드뉴스 내용에는 차이가 있지만 씹어야 하는 이유와 씹는 능력을 기르는 구강 운동을 해야 한다는 내용에는 별 차이가 없다고 본다. 나나 내가 보살피는 분에게 '잘 씹기와 삼키기'에 문제가 있으면, 어떤 방법을 선택하든 지금부터라도 그 문제를 해결하기 위한 훈련을 시작하기를 권한다.

---

15) 대한치과의사협회 카드뉴스 '치아 손실 많으면 치매발생 확률 높다' 대한치과의사협회 네이버 블로그, 2019. 1. 11. https://post.naver.com/viewer/postView.nhn?volumeNo=17559497&memberNo=43677899

유연한 근육이
주는 선물

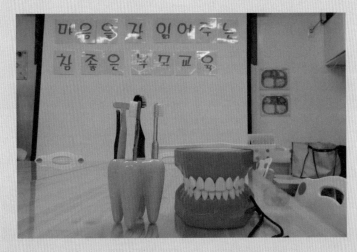

2019. 6. 4. 장애 – 비장애 유아가 함께 다니는 어린이집에서 진행했던 부모 교육 시간.

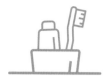

얼굴에서 사라지는 상처

장애인들은 입술 주변에 상처가 자주 생긴다. 입을 조금이라도 크게 벌리면 상처가 벌어지니 아파서 잘 안 벌린다. 밥도 대강 먹고 이도 대강 닦는다.

구강건강교육을 진행할 때 이런 경우마다 마사지로 먼저 굳은 얼굴 근육을 풀어 주면 상처가 있어도 입 벌리기가 훨씬 수월했다. 이번에는 입가 상처로 실습할 때마다 아픈 것을 참고 교육에 참여했던 어느 청년 이야기다.

담당 사회복지사는 이 사람이 힘들거나 피곤하면 입가 염증으로 상처가 자주 생겼는데, 교육을 받고 나서부터는 예전보다 상처가 빨리 나았고 이전처럼 재발하지 않는다고 했다. 그림 23-1은 동일인의 입술 주변을 2011년 6월, 7월과 2012년 3월에 촬영한 것이다. 나는 그

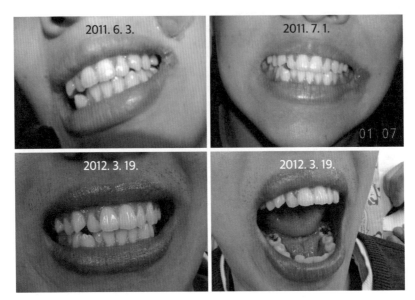

그림 23-1 20대. 남. 지적장애. 입술 끝 상처의 변화.

사람의 구강건강이 좋아지면서 면역도 좋아진 것이 아닐까 생각하면
서도, 그냥 나을 때가 되어서 회복된 걸로 보았다.

그 시설 이용자 중 다운증후군이 있는 사람들에는 겨울에 두툼한
입술이 갈라지는 상처가 자주 생겼는데 구강건강교육에 참여하면서
부터는 입술 상처가 빨리 아물고 흔적만 있을 뿐 다시 심하게 생기는
경우가 드물었다. 우연히 발견한 생각지도 않았던 효과였다.

실제로 다른 지역 장애인들 교육에서도 같은 효과를 여러 번 경험

구강건강교육 현장 이야기

했다. 특히 환절기나 겨울에 입술이 부르트고 상처가 생기던 사람들에게도 동일한 효과가 나타났다. 그래서 교육을 받으면 구강건강이 좋아질 뿐 아니라 자주 생기는 입안 궤양이나 입가 염증도 완화된다는 것에 확신을 가졌다.

입술 상처가 나으면 근육을 더욱 유연하게 움직일 수 있다. 그림 23-1의 시설 이용자는 입가 상처가 있던 2011년보다, 상처 없던 2012년에 입도 더 잘 벌려서 입안을 전보다 자세하게 볼 수 있었다. 아프지도 않고 자신의 입안도 잘 보이니, 거울을 보면서 실습하는 구강위생관리 교육도 좋아했다.

식사하고 구강관리하고 대화하는 일상생활이 고통스럽지 않으니 표정도 많이 밝아졌었고, 교육할 때마다 내 이름을 "정민숙 치과위생사 선생님."이라며 또박또박 불렀다. 어느 해 스승의 날에는 시설 이용자들이 손 편지를 주었는데 이 참여자가 볼펜으로 꾹꾹 눌러쓴 편지를 읽고 행복했던 기억이 아직도 남아 있다.

그림 23-2의 주인공은 처음 만났을 때 두렵고 불안한 시선을 다른 데로 고정하고서 나를 아예 외면했다. 처음 이런 반응을 접했을 땐, 같은 공간이지만 나를 없는 사람처럼 취급하고 신경 쓰지 않으면서 자신과 차단시키는 줄 알았다. 하지만 사회복지사의 통제를 벗어난

그의 시선과 행동은 다른 곳으로 향해 있어도, 교육 시간 내내 어떤 식으로든 계속 나를 의식하고 있었다. 마치 팽팽한 상태로 서로 대치하는 분위기였다.

소리 없는 아우성과 외마디 소리가 섞인 분위기. 그 속에서 교육을 진행하며 갖는 긴장감은 상상을 초월한다. 이런 반응은 장애인과 비장애인의 구분이 없다. 구강건강교육이 누구나 받아야 하는 필수 교육으로 되어 있지도 않고, 스스로 솔선하여 원하지 않는 이상, 마음에 여유가 없어 교육자를 존중하지 않는 분위기의 첫 만남을 자주 경험한다.

교육이란 때로는 익숙한 것을 버리고 낯선 것을 받아들여 실천하고, 변화를 실감해야 효과가 있는 법이다. 주어진 시간과 기회가 그리 많지 않고, 참여자 중 한 사람이라도 이런 반응을 보이면, 집중하는 다른 참여자들을 위해 모두 포용하며 교육하는 방식을 버려야 할 때도 있다. 어떻게 할지 판단은 교육자 스스로 해야 한다.

판단의 기준은 이러하다. 시설 담당자(시설 센터장, 간호사, 사회복지사 등)가 장애인의 구강건강을 좋게 해 주고 싶다는 의지가 확고하고, 재능 기부를 당연하게 내게 요구하지 않는 곳이면, 먼저 3년이란 기간 동안 계속할 수 있냐고 물어본다. 횟수를 정해서 예산이 없는 부분은 내가 감내하겠다고 하고, 교육 방향에 대하여 시설 담당자와

서로 의견이 일치하면, 온몸과 마음으로 나를 거부하는 사람조차 소외시키지 않고 교육을 진행하는 쪽으로 방향을 정한다.

이런 경험이 없었으면, 나 같은 사람이 교육 현장에서 가질 수 있는 경험과 안목은 교육 조직의 구성원으로서 강사료가 책정된 교육 현장에서 얻은 사례들뿐이었으리라.

교육 현장에서 내가 주로 만나는 사람은 입안을 건드리면 아픈 사람들이다. 마음이 아픈 사람도 많다. 삶이 팍팍하니 입안 관리 문제는 그리 중요하게 생각하지도 않는다. 또 좋아졌어도 얼마나 좋아졌는지 본인은 잘 알지 못하는 경우도 많다.

나를 외면하는 눈빛과 싫다고 소리치고 거부하는 몸짓을 만날 때마다 이 일을 그만하고 싶다는 좌절과 고통을 크게 느끼고는 했다. 그러다가도 다시 만나서 또 교육하다 보면 생각지도 못한 때에 작지만 기적 같은 변화가 찾아왔다.

입안에 칫솔을 넣어 이를 닦는 것 자체를 거부하던 사람. 교육 시간이 되면 얼굴 피부 상처 딱지를 손톱으로 뜯어 처음엔 아예 프로그램에 참여도 할 수 없던 중복 장애가 있는 청년. 나중에 알고 보니 구강건강교육도 싫고, 낯선 사람과의 만남도 싫어서 나타난 행동이었다.

그림 23-2와 그림 23-3는 이 청년의 변화에 대한 흔적이다. 이 몇 장의 사진이 몇 년에 걸친 반복교육 시간을 모두 알려 주진 않지만, '좋아지고 있구나!'를 보여 준다.

변화를 살펴보면, 처음엔 앉아서 교육에 참여하는 것도 거부했다. 그다음엔 앉아서 동료가 하는 것을 구경했다. 그리고 자신의 치아에 치면 착색하는 것을 경험했고 집단 이 닦기 실습에 참여했다. 그다음 엔 개별 이 닦기 실습을 하며, 자신의 입안에 내 손을 집어넣는 것을 허용했고, 내가 본인의 치아를 닦으면서 이 닦기 방법을 가르치는 것을 허락했다.

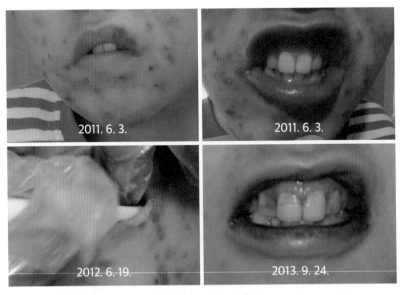

그림 23-2 20대. 남. 자폐, 지적 중복 장애. 얼굴 피부 상처의 변화.

구강건강교육 현장 이야기

이 사람은 처음에 시선의 끝이 언제나 바닥만 향하고, 어깨는 잔뜩 움츠리고 있었다. 교육으로 만남의 횟수가 늘어나면서, 턱을 올리고 내 입을 바라보면서 이야기를 들었고 시선이 올라간 만큼 어깨가 조금씩 펴졌다. 나중엔 나와 눈 마주침을 하는 단계까지 왔다.

몇 년에 걸친 교육의 시간이 지나서야 그의 시선이 바닥에서 내 눈을 마주 보는 위치까지 겨우겨우 올라갔을 뿐인데, 움츠렸던 그의 어깨가 펴지면서 얼굴의 상처도 좋아졌다.

매번 하는 마사지로 굳어 있던 아래위 입술과 볼 근육이 유연해지

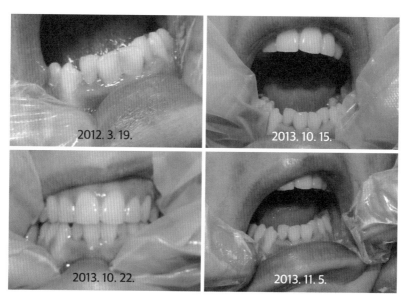

그림 23-3 구강위생상태의 변화와 피부 변화. 그림 27-2와 동일인.

자, 닦아야 하는 치아에 정확하게 칫솔을 집어넣을 수 있었고, 치아는 첫 교육 때보다 더 깨끗해졌다. 한 번은 교육시간에 그의 어머니가 참석하였고, 자신의 성이 나와 같다며 좋아했다. 달라진 그는 어머니와 함께 치과 치료도 받고 왔었다. 처음과는 사뭇 다른 눈빛과 전보다 당당한 몸짓. 그의 삶이 따뜻한 분위기로 달라졌다. 그 모습을 보는 것으로 그와의 교육과정에서 힘들었던 마음은 위로를 받았다.

처음에 싫어한다고 교육에서 배제했으면 이런 변화는 기대할 수 없다. 2020년에도 교육 현장에서 첫 만남에 나를 거부하는 장애인들을 여전히 만났다. 지금까지 해 왔듯이 먼저 마사지로 타인의 손이 자신의 입안에 들어와도 아프지 않음을 경험시키고, 칫솔을 넣어 닦으면 개운하다는 것을 느낄 수 있도록 해 주고 있다. 그리고 입을 벌리고 협조를 잘하면 치과 방문을 살짝 권해 보는 것이다. 이 과정을 뛰어넘을 다른 길을 아직 만들지 못했다.

그러나 이러한 변화의 과정과 시간을 알고 있어도, 나를 거부하는 몸짓을 만날 때마다 마음이 아픈 것은 변함이 없다. 상대방이 거절하며 보내는 마음의 주파수는 너무나도 강렬하니까. 이젠 나이조차 들어 체력이 떨어짐을 느낄 때도 있어서 예전처럼은 점점 더 어려울 것 같다고 생각하고 있다.

구강건강교육 현장 이야기

하지만 누군가 손을 내밀면 나는 또 그 손을 잡아 줄 거다. 내 나름대로 일으켜 세우는 방법을 만들고 실천하고 있으니까. 구강건강이 좋아지면 그때가 그가 나와 헤어지는 순간이다.

만나자마자 이별을 준비하는 구강건강교육 프로그램. 아픈 입안이 하루빨리 좋아지고 건강하도록 교육 프로그램을 만들기. 그 프로그램을 직접 진행하고 평가하여, 내 체력에 맞춰 실천할 수 있도록 다음 교육 내용들을 준비하는 시간들.

오늘도 그렇게 치과위생사이자 보건교육사로 살아가고 있다.

혼자 오래
살아가야 하는 시대

가끔 대학원에 진학하여 학자의 길을 가고 싶다는 생각을 해 보기도 했다. 하지만 그 길을 걷는 순간부터 이전처럼 교육 현장에 많은 시간과 노력을 쏟아부을 수 없음을 잘 알고 있다.

그때 학자의 길을 걷고자 했으면 지금의 내 모습은 어떠했을까? 태생적으로 지적 능력이 떨어져, 'one of them'으로 살면서 그저 텍스트란 바닷속에 푹 빠져 허우적거리며 남들의 '이야기'를 포장하며 떠드는 자 이상 아니었을 것 같다. 내겐 마음 편한 삶은 아니다.

지금까지 현장교육자로서 살면서 크게 아쉬움은 없다. '구강'이란 좁은 분야에서, 우리 이웃 사람들의 삶의 질 향상을 위해 나름 공부하며 궁리하고 교육하고 교감하며 하나하나 '이야기'를 만들어 가면서 돈도 벌어 왔고, 그 과정에서 'the unique and excellent'란 경지를 향해 노력하는 중이란 것으로 만족한다.

이것이 우리가 너무 오랫동안 잊고 살아왔던 말인 '장인(匠人, craftsman)의 삶', 다른 말로 '쟁이의 팔자'가 아닐까 생각한다. 주제넘은 말이지만, 앞으로의 구강건강교육은 컨베이어벨트에서 완성품이 쉴 새 없이 쏟아져 나오는 자동차 공장 같은 대량의 표준화된 교육보다는 개인 또는 소집단의 특성과 필요를 포착하여 문제를 해결하려는 장인의 손길이 필요한 '맞춤 교육'이 되어야 한다.

사람들의 바람직한 변화를 끌어내는 데 필요한 절대 시간, 그 시간이 너무 많이 필요해 독립구강건강교육자로서의 삶을 살면서 잠을 푹 자 본 적이 없다. 2020년 코로나19로 많은 일정이 취소되거나 연기되어 실컷 잠을 자 봤다.

내게 손을 내미는 사람들을 위해, 한시도 쉬지 않고 공부를 했다. 소속이 없는 나는 치과위생사 보수교육 면제자 대상이지만, 면제 신청을 해 놓았어도 필요한 보수교육들을 들었고, 나이 오십 살이 된 후부턴 아예 면제 신청도 하지 않고 필요한 부분들을 찾아가며 학술 대회에 참석하고 있다. 그중엔 교육 내용이 깊고 넓어 도움이 된 강연들도 많았다.

첫 번째가 2008년도다. 노인과 장애인 교육에 기본이 되는 내용을 배운 것이 2008년 사)대한치과위생사협회 노인·장애인 구강보건특별위원회 '노인 구강건강증진을 위한 전문치과위생사 양성 과정'이다. 배운 내용은 가족들을 대상으로 실습을 해 본 후 교육 현장에 바로 집어넣어 진행하였다.

두 번째가 2016년도다. 대한치과위생학회 학술집담회 'The Critical Missing Element to Complete Patient Care : Myofunctional Threapy(구강근기능요법) JOY LEA MOELLER, B.S., R.D.H. (Academy of Oral Myofunctional Threapy-AMOT 공동창설자)' 강연이었다.

이 강연을 듣고 구강근기능에 대해 새롭게 이해했고, 혀의 위치 하나로 얼마나 많은 것들이 달라지는지 알았다. 입술을 다물고 코로 호흡할 수 있는 힘은 바로 혀에서 나온다는 것을 알았다. 참여자들이 구강건강교육을 받고, 구강위생상태가 좋아졌는데도, 입으로 호흡하여 혀 근력이 떨어졌을 땐 온전하게 구강건강을 좋게 할 수 없다는 것을 바로 이해했다.

치아나 잇몸과 관련된 구강위생관리만 잘해서는 구강건강을 회복하기 어렵다. 구강 근육의 문제도 함께 해결해야 잘 먹을 수 있고 안전하게 삼킬 수 있고 건강한 신체와 구강도 만들 수 있다. 강연에서 배운 혀의 근력을 올려 주는 시계 소리 내기 훈련은 효과도 좋았다. 시계 소리 내기 훈련은 입술을 다물었을 때 혀가 입천장에 닿아 있어야만 위아래 치아를 꽉 물지도 않고, 아래턱이 위로 올라가 입술을 다 물 수 있게 하는데 도움이 되는 혀 근력 운동 방법이었다.

그 이후 구강근기능에 관련된 학술 대회는 빠짐없이 참석하여 공부했다.

세 번째가 대한노년치의학회에서 진행하는 시니어 구강관리 전문가 과정이었다. 섭식과 연하와 관련하여 이지나 원장께서 연달아 강의했는데, 처음엔 해부학 용어조차 머릿속에 들어오지 않아서 강의 내용을 이해하기 어려웠다. 그래서 이지나 원장의 강의를 계속 신청하여 들으며 공부했다.

1. 2017년 9월 10일 대한노년치의학회 시니어 구강관리 전문가 과정 10기(1차) 이지나 '기능적 해부학을 통한 섭식 연하의 이해'.

2. 2018년 4월 15일 대한노년치의학회 2018년 춘계학술대회 '주제 노인의 마음을 이해하는 치과 진료' 이지나 '노인이 되면 정말 사레가 잘 들리나? 연하장애의 해부 생리적 고찰'.

3. 2019년 2월 17일 대한노년치의학회 시니어 구강관리 전문가 과정 11기(2차) 이지나 '섭식 연하장애 재활에 대한 기능해부학적 이해'

에서 다음과 같은 내용이 나온다.

> '액체를 삼킬 때, 목구멍 가까운 곳에 위치한 부드러운 입천장이
> 살짝 위로 올라가 콧구멍을 막고, 후두개가 기도를 덮은 후 식도로
> 넘어간다. 고형물을 먹을 때는 큰 덩어리를 편도가 혀 쪽으로 밀어
> 줘서 다시 씹은 후 삼키는 과정이 발생하기도 한다. 풍선 불 때 쓰
> 는 근육은 어금니가 없어지면 소실된다. 그러면 입술 주위 근육으
> 로 대신 사용한다.'

노인과 장애인 구강건강교육을 할 때면 교육 현장에서 만나는 문제점들을 물어보고 의논할 사람이 없어, 이런 학술 강연은 내게 그대로 스승이 된다.

4. 2019년 7월 7일 사)대한치과위생사협회 제41회 종합학술대회 이지나 '노인이 되면 사레가 잘 걸리나요? (삼킴(연하) 과정에 관련된 해부생리학적 고찰)'에 다음과 같은 내용이 나왔다.

> '삼킴은 미묘한 현상이며 의지적인 동작과 반사적 혹은 자율적인
> 동작이 혼합적으로 일어난다. 하루에 총 연하 횟수는 평균적으로
> 약 600회고, 그중 200번은 먹고 마시는 동안 일어난다. 깨어 있는
> 동안 음식 없이 하는 '마른 삼킴'(주로 입에서 타액을 제거하는 것)

노인들에게 흡인성 폐렴이 왜 그리 자주 일어나는지 자세하게 알게 된 순간이었다. 하루에 이렇게 많은 삼킴을 할 때마다 공기 아닌 물질들이 기도로 들어간다면 폐렴이 발생할 수밖에 없는 상황이다.

사람은 살아 있는 동안 어떤 식으로든 먹는다. 입으로 먹을 때도, 입으로 먹지 않을 때(콧줄이나 뱃줄로 유동식 음식물을 공급받을 때)도, 구강은 무조건 위생적으로 관리해야 한다.

구강관리를 제대로 하지 않으면, 점점 악화되는 치은염이나 치주 질환이 전신 질환에 영향을 끼치거나, 자는 동안 기도로 잘못 넘어간 타액 때문에 흡인성 폐렴이 생길 수도 있음을 사람들이 잘 알고 있었으면 좋겠다.

사람은 기력이 있어야 한다. 그래야 잘 먹고, 숨 쉬고, 편하게 자고, 배설에 어려움이 없는 일상생활을 유지할 수 있다.

1인 가구가 늘어난 시대에 통합 돌봄은, 일상사를 영위하는 집에서 생을 마감할 수 있도록 여건을 마련해 주는, 우리 모두에게 필요한 공공의 서비스이어야 한다. 하지만 통합 돌봄을 통해 아픈 사람이 건강을 회복하여 살아갈 수 있는 힘을 주려면 구강관리부터 제대로 해야 한다.

기력을 회복하기 위해서 구강에 나타나는 문제를 어떻게 관리해야 하는지 긴 글을 통해 이야기했다. 많이 아프고 삶이 고달픈 사람들의 이야기다. 일상생활은 재미와 즐거움으로만 이루어지지 않는다.

불 난 집에서 불이 난 줄도 모르고 놀고 있는 어린이가 있으면, 계속 놀고 싶어서 나오기 싫다고 해도 강제로 데리고 나와야 한다. 마찬가지로 구강위생관리를 싫어하고 안 하는 사람에겐 타이르거나 위협적인 말이나 흥미 있는 내용으로는 습관과 행동 태도를 처음에 변화시키기 어렵다. 게다가 일회성 교육으로는 어림도 없다.

장애인에게 진심을 가지고 손발을 강제로 잡고서라도 교육 첫 과정을 통과하면, 자기를 아프지 않게 하려고 도와주려는 것임을 대부분은 안다. 치매가 심하다고 해서, 장애가 심하다고 해서 아무것도 모르는 것은 아니다. 그 문턱을 넘어서면 입안 상태가 어제보다 나빠지진 않는다.

그리고 3년의 기간을 마련하여 꾸준히 교육을 진행하면 거의 대부분 좋아진다. 나는 2021년 올해로 면허증 취득한 지 32년이 되었다. 임상에서 퇴직한 후 이렇게 긴 시간을 교육자로 살아갈 줄은 상상하지 못했는데, 올해도 만나기로 약속한 장애인들과 노인들이 나를 기다린다. 코로나19 와중에도 서로의 안전을 확인하면서 우린 직접 눈과 눈을 마주 보며 만날 것이다.

또 내가 사는 동네와 가까운 지역의 고등학교에서 보건교육사 자격으로 구강건강을 포함한 보건교육도 진행하고 있고, 진로를 고민하는 청소년들에게 내 직업도 괜찮다며 수다를 늘어놓는 마당도 예정되어 있다. 나는 장애와 비장애를 따로 구분하지 않는다. 입안이 건강하여 교육이 필요 없는 사람과 입안에 문제가 있어서 건강을 회복하도록 교육이 필요한 사람으로 구분할 뿐이다. 앞으로 남은 삶의 시간도, 몸이나 마음의 힘이 빠져 퇴물이 되기 전까지는, 교육 현장에서 실천하며 살아가려 한다.

마지막으로 어느 시인의 좀 오래된 시 하나를 소개한다.

저문 강에 삽을 씻고[16]

정희성

흐르는 것이 물뿐이랴.
우리가 저와 같아서
강변에 나가 삽을 씻으며
거기 슬픔도 퍼다 버린다.
일이 끝나 저물어
스스로 깊어 가는 강을 보며
쭈그려 앉아 담배나 피우고
나는 돌아갈 뿐이다.
삽자루에 맡긴 한 생애가
이렇게 저물고, 저물어서
샛강 바닥 썩은 물에
달이 뜨는구나.
우리가 저와 같아서
흐르는 물에 삽을 씻고
먹을 것 없는 사람들의 마을로
다시 어두워 돌아가야 한다.

---

16) 정희성(1978), 《저문강에 삽을 씻고》, 창작과 비평사.

구강건강교육 현장 이야기

여기까지가 별 볼 일 없는 사람의 '발자국 이야기'였습니다. 이야기 들으시느라 고생 많으셨습니다. 다들 안전하고 행복하시길 기원합니다.

박정란 외(2008),《노인 구강건강증진을 위한 전문치과위생사 양성과정》, 사)대
한치과위생사협회 노인·장애인 구강보건특별위원회.

강부월 외 편역(2008),《노인을 위한 구강관리》, 군자출판사.

강부월 외(2012),《노인치위생학》, 군자출판사.

타우라 가즈히코 외(2003),《충치예방을 위한 불소의 활용 '누구에게나 가능하
며 작은 노력으로 확실한 효과'》, 나래출판사.

나나에 구라지(2007),《우리아이 평생 치아 건강》, 감수 윤영진 외, 영진미디어.

마루모리 겐지(2000),《새로운 칫솔질법(5~6학년 용)》, 감수 신승철, 나래출판사.

이마이 가즈아키 외(2013),《입으로 숨쉬지 마라》, 옮긴이 박재현, 이상미디어.

가바야 시게루(2014),《당신이 꼭 알아야 할 뜻밖의 치과상식 이만 잘 닦아도 비
만·치매 막는다》, 감역자 황윤숙, 도어북.

오노즈카 미노루(2015),《껌만 씹어도 머리가 좋아진다 – 껌을 씹는 사람들이 젊
어지고 행복해지는 이유》, 옮긴이 이경덕, 클라우드나인.

피터 드러커(2008),《비영리 단체의 경영》, 옮긴이 현영하, 한국경제신문 한경BP.

마이클 샌델(2012),《돈으로 살 수 없는 것들》, 옮긴이 안기순, 감수 김선욱, ㈜미
래엔.

조은별(2009), 〈구강기능향상운동이 노인의 구강기능과 삶의 질에 미치는 영
향〉, 충남대학교 보건대학원 박사학위논문.

　　　　　　　　　　　　　구강건강교육 현장 이야기

조현재(2016),《각 칫솔질 방법 제대로 알아보기》, 대한구강보건교육학회 학술집담회.

조현재(2019),《칫솔질 방법에 따른 치면세균막 제거 효과와 TBI시 고려할 점》, 대한구강보건교육학회 학술집담회.

Shouji Hironaka 외(2017),《근기능치료(Myofunctional theapy)》, 대한소아치과학회 강연회 및 서울학술집담회.

보건복지부·통계청(2020),《2020 통계로 보는 장애인의 삶》, p. 12.

이지나(2017),《기능적 해부학을 통한 섭식 연하의 이해》, 대한노년치의학회 시니어 구강관리 전문가 과정 10기(1차).

이지나(2018),《노인이 되면 정말 사레가 잘 들리나? 연하장애의 해부생리적 고찰》, 대한노년치의학회 2018년 춘계학술대회 주제 '노인의 마음을 이해하는 치과 진료'.

이지나(2019),《섭식 연하장애 재활에 대한 기능해부학적 이해》, 대한노년치의학회 시니어 구강관리 전문가 과정 11기(2차).

이지나(2019),《노인이 되면 사레가 잘 걸리나요? (삼킴(연하) 과정에 관련된 해부생리학적 고찰)》, 사)대한치과위생사협회 제41회 종합학술대회.

JOY LEA MOELLER, B.S., R.D.H(2016),《The Critical Missing Element to Complete Patient Care : Myofunctional Threapy(구강근기능요법)》, 대한치과위생학회 학술집담회.

장종화 외(2020),《커뮤니티케어 기반의 방문노인 구강관리 중재프로그램 개발을 위한 기초연구》, 대한구강보건학회지. 44권 3호. http://opendata.hira.or.kr/op/opc/olapHifrqSickInfo.do

건강보험심사평가원 보건의료빅데이터개방시스템,《다빈도질병 통계 2019년 외래 질병별 환자 수 TOP 10》. http://opendata.hira.or.kr/op/opc/olapHifrqSickInfo.do

건강보험심사평가원 보건의료빅데이터개방시스템,《다빈도질병 통계 2019년 외래 질병별 요양급여비용총액 TOP 10》. https://post.naver.com/viewer/postView. nhn?volumeNo=17848520&memberNo=43677899

〈치주 질환 방치하면 큰 병 된다〉, 대한치과의사협회 네이버 블로그, 2019. 2. 12. https://post.naver.com/viewer/postView.nhn?volumeNo=17559497&member No=43677899

〈치아 손실 많으면 치매 발생 확률 높다〉, 대한치과의사협회 네이버 블로그, 2019. 1. 11. https://post.naver.com/viewer/postView.nhn?volumeNo=16978646&member No=43677899

〈치아가 흔들리거나 잇몸에서 피가 나세요? 구강건강 "빨간불" 치주 질환의 다양한 치료법〉, 대한치과의사협회 네이버 블로그, 2018. 10. 29. https://www. youtube.com/watch?v=9vcu5sNuEuk

대한구강보건협회 2020 노인구강보건교육 자료 – 구강내외마사지, 2021. 3. 2. https://www.youtube.com/watch?v=m9e88Dt2SPU&t=10s

대한구강보건협회 2020 노인구강보건교육 자료 – 구강운동법, 2021. 3. 2. https://www.youtube.com/watch?v=ScRwZx3i8-s

대한구강보건협회 2020 노인구강보건교육 자료 – 칫솔질, 2021. 3. 2. https:// www.dental.or.kr/dental_data3.php

〈커뮤니티케어 기반의 노인 방문 구강보건교육 자료〉, 보건복지부, 대한구강보건협회. 2020.

구강건강교육 현장 이야기

구강건강교육
현장 이야기

구강관리가 어려운 장애인과 노인의 사례를 중심으로

ⓒ 정민숙, 2025

초판 1쇄 발행 2021년 5월 10일
　　　2쇄 발행 2025년 5월 28일

지은이　　정민숙
그린이　　이선규
펴낸이　　이기봉
편집　　　좋은땅 편집팀
펴낸곳　　도서출판 좋은땅
주소　　　서울특별시 마포구 양화로12길 26 지월드빌딩 (서교동 395-7)
전화　　　02)374-8616~7
팩스　　　02)374-8614
이메일　　gworldbook@naver.com
홈페이지　www.g-world.co.kr

ISBN　979-11-6649-299-0 (03510)